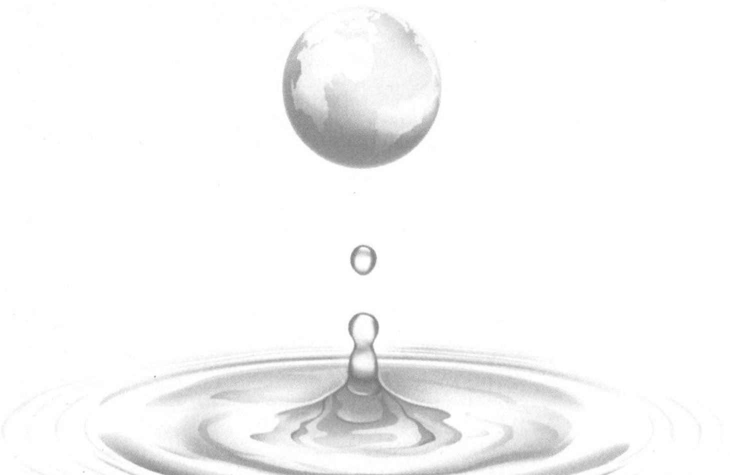

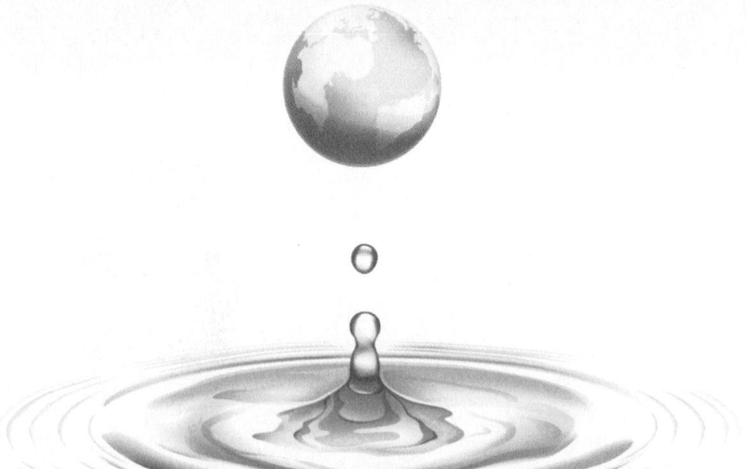

喝能量活水
最健康

營養學博士 楊乃彥 著

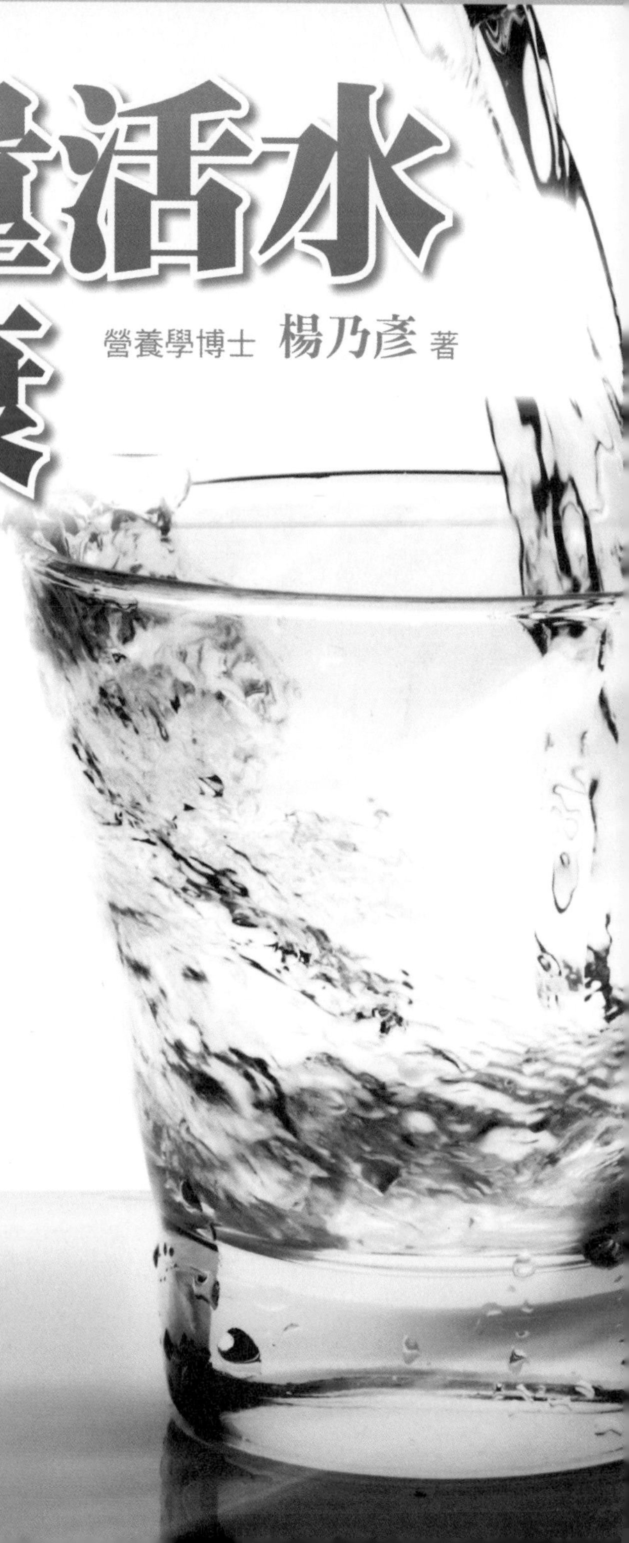

【推薦序】

認識水才能珍惜好水

陳國鎮博士
東吳大學物理學系教授
中華生命電磁科學學會理事長

沒有水，地球上大概不會有生物，無論直接或間接取得水，所有生物都要依賴水才能存活，這個生存條件是不爭的事實。根據自然科學的探究，知道水分子是由兩個氫及一個氧的原子化合而成的東西，至於水對於生命為何這麼重要，我們卻沒有完全瞭解。

口渴了要喝水、身體弄髒了要洗澡、一陣大雨過後天氣立刻涼爽下來、乾旱太久的大地會變成一片焦土……有了充沛的水量，萬物都能欣欣向榮，上自天空下至山川，無論是浮雲飄飛、暮靄低籠、斷崖懸瀑或虹霓橫空，無盡繽紛的自然錦繡，無一不是各種形貌的水氣穿梭在其間的景觀傑作。

水，不僅滋養生生不息的萬物，也成就了大自然絢麗浩壯的景象。地球之美常拜水的翩然起舞所賜，水很早以前就把地球當作自己的舞台，占據地球表面約百分之七十的面積，地球是汪汪麗水的家園。水兼具陽剛和陰柔的雙重屬性，洶湧的波濤或海嘯可以蕩平地面一切原貌，婉約沉潛的潺潺流水又可以供養每一寸土地上的眾生。

水受熱氣化後，會歡天喜地飛向藍天，成為翱遊四海的白雲，水散熱凝固成冰雪後，會以晶瑩潔白之身，覆蓋在高山的峰頂或南北極的土地上，好像在做千百萬年的禪定。當它溫婉柔移之時，無數的蒼生都要親近它、仰賴它，藉助它的多才多藝，以及綿密親和又勤快奔馳的力量，帶動所有生物體內各種美妙的生理機能。因此，在養生保健的守則裡，多喝好水是保養身心的不二法門之一。

然而，水不僅有物質的作用，更重要的是，它還具有攜帶和傳遞信息的能力，原因是每個水分子都是個小電偶，彼此經常集結成大小和形狀不等的小群體，它們可以攜帶不同頻率的信息。這些水分子團，可以透過人為的方式或自然的途徑互相碰撞，將一個分子團的信息傳遞給另外的分子團。經過一段時間，同一容器裡的水分子團，便大致攜帶相同頻率的信息。

經過多年的臨床試驗，水被證實它的確是傳遞信息的良好媒介。這種性質對生物的生理機能極具重要性，因為生物體在常態下始終都表現為整然如一的個體，所以它必須具備綿密異常的溝通能力，才可能整合龐大數量的細胞。能提供如此徹底整合的媒介，除了無所不在的體液所含的水分外，無疑的，沒有其他物質可以勝任愉快。

有了水的殷勤媒介，人體五臟六腑才不會疏離，相反的，它們能緊密地連結起來，一起動靜如儀。缺水的時候，例如口渴時，不僅全身會出現燥熱的狀況，四肢百骸也會有不聽使喚的感覺，那就是「溝通不良」的現象。一旦口渴解了，體內水分充足時，所有煩躁不安的現象就會大幅改善，身心感到安寧平和。

近些年來，許多人都知道「好水」經過冷凍，常會長成美麗的六角形結晶，水質越好，得到的結晶越是樣貌富麗。水也似乎聽得懂人的讚美或苛責，備受讚美的水，可以結出美不勝收的結晶；常被苛責的水，就像失心瘋一樣，始終結不出井然有序的結晶。

人類常會暴殄天物，不知道水的重要性與美妙力量。長久以來，不但欠缺對水的正確認識，沒有善用水性，還經常污染水源，讓整個地球上清靜秀麗的水域日益減少。好水是什麼？怎麼維護才可能擁有好水？好、壞水對於健康和疾病到底有多大的影響力？這一類水的問題亟需有肯切的書籍或精通水性的人士來教導我們。楊乃彥教授的這本書，探討了水對健康長壽的重要性，很值得讀者好好閱讀，在日常生活中，建立起良好的喝水與用水習慣。

【推薦序】

生命的痕跡——水

崔玖博士
美國夏威夷大學永久教授
國立陽明大學傳統醫學研究所創所所長

現代科技中最足以傲人的表現，是發射太空船去探索宇宙的奧祕，實際上，目的是在尋找太空中其他的星球，有沒有「生命」的存在，而這個指標是，有沒有找到「水」，或是水流過的痕跡。可見，在宇宙間生命與水是密不可分的。也可以說，生命藉水而存活，而且所有的生命體不論植物或動物、高等或低等，全都是由占絕大多比例的水所組成。

這樣的概念，一般人在常態下不會去注意。人渴了，去喝口水是很自然的動作，像每個人不斷地在呼吸一樣，非要到吸不到空氣感到「窒息」時才會恐慌。人也是到了乾渴到脫水時，才會想到「水」的重要。但是，平時人應當如何去喝水、喝什麼水、如何找才能找到健康的好水，卻是很少有專業的論述。

楊乃彥教授專業營養學三十多年，在不同的大專院校擔任專業的教授、主任及校長。他一面教學研究，一面博覽中外叢書，每年出國數次都帶著重重的新書回來，他深深以國人日漸低落的生活品質為憂。最近幾年，又特別對「水」做了最深入的專題探討，並且已整理成冊，我有機會先睹為快，非常敬佩作者的細心周全，更為讀者慶幸，終於有本非常切實的飲水指南，不但自己用得到，親友也用得到，今日用得到，明日也用得到，特此鄭重推薦。

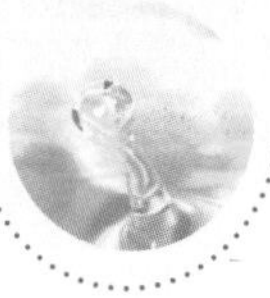

【推薦序】話水

宋光宇博士
佛光大學生命學研究所教授兼所長

我們的日常生活中，完全不能缺少水。可是，我對「水」的認知卻少得可憐。大家都以為水是用之不盡、取之不竭的東西。但是，最近有不少的論述卻大聲呼籲，人類一定要節約用水。在地球上，水的面積是占了地球表面的百分之七十左右，其中絕大部分是人類不能使用的鹹水，淡水只占了很少的一部分。現在，由於大量開發山坡地的關係，以致淡水在地面上的含氧量正逐年下降，這麼一來，人類的生存即受到莫大的威脅。沒有了水，人怎麼活？

人還是照樣可以活！人會發展出一種不太用水的生活方式。

今天在河南省西部的「豫西山地」和太行山東麓的地區，幾百年來一直是個非常乾旱的地方。「打井」是一件重大的事情。但打出來的井水往往苦澀不能入口，人們靠少數的「甜水井」過活。六、七千年前，黃河在鄭州附近入海，這些地區在當時是濱海地區，也是中原地區最早有農業活動的地區，水草極為豐美，可是歷經了數千年滄海桑田的變化，這裡成了乾旱地區。在這裡工作過的考古界朋友說，那裡的人們一天只有一臉盆的水可用。早上的刷牙洗臉、晚上的沖涼洗澡等衛生活動全免了，時間一久，也不覺得有什麼不對勁。今天我們覺得有嚴重的缺水危機，其實是我們的生活方式需要好好的檢討。

水不只是生活必需品，更是很神奇的東西。在台大校長李嗣涔的實驗中，只要薄薄的一層水，像是用一張衛生紙沾了水那麼多的水量，就可以阻止「氣」（信息波）的穿透。這種現象也許可以用來說明晉代郭璞在《葬經》中所說：「氣……界水則止。」風水之說深植中國人的意識層面，可是台灣的知識分子卻不屑一顧，理由是「沒有科學依據」。現在李嗣涔校長把這個奧祕開了個窗口，而那些所謂的知識分子依舊不信，反而指控李校長在宣揚迷信，不是很奇怪的事嗎？

水的神奇性，很可能是它的物理特性所造成的。水是兩個小小的氫原子夾住一個較大的氧原子，呈一百零五度夾角。由於氫原子帶正電，而氧原子帶負電，水分子便具有兩極性，這麼一來，就讓水有了電磁力，可以把其他的原子拉開，水也就成了最好的清潔溶劑。

也許就因為有了這種電磁力，它也就有了「堆疊」的特性。水是一個H_2O時，呈現氣體的本性。隨著溫度的下降，會開始堆疊。五個H_2O時，就成了水滴。溫度越低，堆疊的狀況越嚴重，攝氏零度時就堆疊成了冰。也由於有電磁力，所以會攜帶拷貝附近地區的信息，水分子便依照這些信息來堆疊。日本江本勝所做的水結晶研究，就是在描述這種物理現象。

也因為水的這種物理特性，中國人的老祖宗很早就知道，我們身體需要的是小分子團的水，不是大分子團的水。因為小分子團的水容易在細胞、血管中滲透，大分子團的水就比較不容易滲透。中國人的飲食習慣中，從來就不主張冷食，更不主張吃冰。因為冰是巨大的水分子團。如果年輕人非常喜歡吃冰，整年都在吃冰，那麼步入中年後，有很高的機率會發生良性腫瘤。而其實，那不是什麼腫瘤，只是一團流不動的骯髒水而已。大家一定要熟記這首養生偈：「每天喝水，喝熱水，不喝熱水，就會生病。」

值此楊乃彥教授整理許多有關水的寶貴知識，集結成書之時，遵照楊兄的吩咐，寫一些有關水的事情，來祝賀這本書的出版。

【作者序】善待水、善用水，重視「生命教育」

多年來，一直很想寫一本有關「水與健康」的書，所以陸續在國內外收集資料，也發表了幾篇論文，做好出書的準備工作。

目睹全球醫療界的亂象，由於功利掛帥，各國的健保都成了永遠虧損的錢坑，可是無論疾病的治療或是預防保健都趨向複雜化，離理想境界越來越遠，非民眾之福。

智者應有化繁為簡的能力，找出健康的源頭，回歸生命的基本面。你會發現，其實健康很簡單，而凡夫俗子們把保健與醫療弄得太複雜了，傷害了很多人的生命。

古代帝王中注重養生又享長壽的康熙與乾隆，其延年保健之道只有「慎起居、節飲食」六個字而已，看似簡單，但是接受科技文明的現代人卻很難做到。為了追求物質欲望，在惡性競爭的壓力下，起居與飲食都甚為混亂，看似多彩多姿的生活，卻連「生命」的最基本需要都無法滿足。於是，便祕、頭痛、失眠、疲倦、憂鬱、不安、暴躁成為現代人的通病。解決之道，就是重視「生命教育」，滿足「生命」的簡單需要，節制「生活」的無限欲求，尊重「生態」的和諧自然。

哲學與科學都與生命的研究有關，兩者必須並存，對生命的瞭解才能趨向圓融，不致顧此失彼，本末倒置。

古人的哲理與現代的科學都證實了水在生命、生活和生態中的重要性，是舉足輕重不可或缺的因素，可惜卻被現代人忽視，於是帶來了疾病與災難。

正如同幸福不假外求一樣，健康也必須重視內在平衡。健康長壽的人瑞大多都有簡單易行的養生主張，而不是依賴醫療照顧。

健康的身體有百分之七十的水分，腦部更高達百分之八十。整體生命現象的主要物質就是水，營養素靠水運送進入細胞，廢物賴水清除，身體各系統間的平衡均由水調節。

現代人只要懂得善待水與善用水，就可以享受高品質的健康與生活。可惜愚昧的現代人卻反其道而行，污染了珍貴的水源，也忘記用水來滿足身體與細胞的基本需要。而通常身體缺水的部位，會以疼痛作為生理無法正常運作的警訊，可惜常被忽略，以致造成退化性疾病纏身。許多長期缺水所造成的痛苦：便祕、疲倦、頭痛、高血壓、過敏、氣喘、胃灼熱、關節疼痛等，以及由於血液黏稠度太高所引起的血糖、血脂、尿酸太高，都被當作必須長期吃藥的病痛來處理，當然永遠無法痊癒，也傷了健保的荷包。

加工食品氾濫所造成的慢性病已受到了世人的注意，但飲料取代水所造成的身體缺水現象，仍然被大多數民眾所忽視，導致健康的危機。對身體的需要性而言，水比食物重要，因此，喝錯了水所造成的身體傷害，也比食物來得嚴重。

食物養生早已颳起一陣回歸自然的大風，主張吃新鮮、完整、當令、天然的食物，於是有機食物、生機食品都應運而生。而比食物重要的飲水是否也應該以大自然為師？畢竟，這是我們祖先飲用多少萬年的水。

人類的科學發展只是近一、二百年的事，我們的科學研究對人體生理、食物、飲水的瞭解仍然有限，不應該為了商業目的而任意大膽地改變食物與飲水，因為後果難以預料，飲水與食物仍以安全為第一要務。

本書特意探討健康好水的標準，提出世界著名長壽村的水源所具備的十項條件供參考。自然界的水已如此神奇，人類理應謙虛，尊重大自然的規律，不可只為了標新立異或商業目的忽略了安全考量，而任意以現代科技改變水。因為現代人的科學研究常是急就章，沒耐心做長久的臨床實驗，這就是許多新藥在上市數年之後才發現可怕的副作用，又急著回收的原因。可是，飲水與食物是人類每天的基本需要，比藥物重要太多，絕不可任意改變，甘冒可能禍延子孫的大風險。人類的基因需數萬年或數十萬年才能改變，無法像現代科技似的變化神速，因此，善用水者懂得遵守自然規律，享用來自大自然的優質好水。

善用水者必善待水，珍惜大自然得來不易的好水，不任意污染浪費。世界權威研究預測，未來十年內，人類衝突的可能焦點資源的前三名為水、石油、糧食，而水資源的競爭最為嚴重。由於地球暖化所造成的氣候異常，已使缺水情況更是迫在眉睫。

台灣面積小又多高山，蓄水不易，水資源不豐，理應珍惜有的水源，免受乾旱缺水之苦。因此，在淨水器的選擇方面也應注意不製造廢水、不浪費能源（不插電），以及區隔工業用水、科技用水、醫療用水和一般飲用水之不同，來達到善待水又善用水的理想。

本書章節內容中多有重複之處，均為重要的觀念、原則，例如，自然優質健康好水應具備的標準條件，無非希望讀者多看幾次之後能夠自然記憶其要點，再進一步應用在日常生活之中。

有關水的能量、信息、記憶力等物理性質，雖然尚未被廣泛接受，但已被水的研究者所肯定，這類的報導和書籍正在增加之中，值得深入地研究與討論，有益於瞭解自然界神祕力量的真相。

本書在忙碌的教學、研究、演講的生活中完成，恐有疏失不盡之處，尚祈方家不吝指正，感謝之至。

【前言】水，比食物更重要

仲夏之夜，懷著感恩與感動的心情，追求天人合一的使命感，本人記錄下五年來探索「生命之水」的點點滴滴。

炎熱的夏天，沖個冷水浴，再喝一杯涼開水，頓覺通體舒暢，輕鬆自在，因為體內與體表都得到水的滋潤，身體達到和諧平衡的自在狀態。

水是生命之源，生命由生至死的整過程都仰賴水的滋養與呵護。可惜世人對水缺少應有的感恩與尊重，於是水受到嚴重污染，適合飲用的好水也越來越少，人類與眾多物種的生存都面臨了嚴苛的考驗。

百餘年前，世上第一個精製米的碾米廠出現，為現代人的食品加工業拉開了序幕，困擾現代人的食源性文明病也應運而生。我們的祖先依賴自然、粗糙、當令的食物生活，很少人會罹患癌症、心臟病、糖尿病、高血壓、肥胖症、便祕等慢性病。但是，這類疾病已是近代人類病痛的主流。

在科學發達的今天，我們對人體生理和飲食的知識仍然有限。任意以食品加工技術改變天然食物的結果，便是帶來了許多難治的慢性病變。

類似的災難也將發生在水的濫用方面，人們為了商業利益，任意地以科技改變水質，越來越多的「科技水」卻被推廣成家庭飲用水，長期飲用這些遠離自然的科技水，潛藏著健康危機。諸如純水、鹼性離子水等都非生命之水。

這些科技水在自然界並不存在，我們的祖先們從來沒有喝過。大膽的現代人卻以有限的科學知識任意改變飲用水，為人體健康和環境生態埋下了潛在危機。

在食物方面，由於加工食品的犯濫引發了不易治療的慢性病，保健學者們估計，現代人的疾病的百分之七十可能肇因於飲食與營養失衡，所以回歸自然的呼聲已成為世界潮流。這樣的反省檢討，也應該顧及比食物更為重要的飲水方面。

健康的身體與細胞約含百分之七十的水分，隨著身體的老化，含水量會隨之下降。試想，人們如果任意改變飲水，其影響將遍及身體的全體細胞，可能的傷害自然比不當的食物還更可怕。

自然界的食物，例如，新鮮的蔬菜、水果、肉、魚、豆、蛋及菇類等，含水量也都高達七成，鮮奶中更約含九成的水分，可見水在食物中的重要性。

大家都承認，維持身體健康，水比食物更重要，可是我們對水的瞭解與研究卻非常貧乏。一本厚達五百頁的營養學教科書，對水的介紹約只有五頁，僅及於最基本的知識。專業人士尚且如此，更遑論一般民眾困惑，對身體每天需要的好水茫然無知，經常誤認為完全純淨的水才是好水、喝各種飲料就等於喝了水等，對健康不利的觀念非常普遍。

喝對水、用對水，真正瞭解認知水的資訊，正是現代人生命健康的一大課題！

contents

contents

chapter 2

水的神奇與奧妙 125

contents

1

水是生命與健康之源

水在大自然中以及人類的體內，
都扮演著非常重要的角色，
為了人類和眾生的福祉，
珍惜、維護優良的水源，
認識水，懂得選擇養生保健的好水，
已是身為現代人必備的知識。

Live Water
Environmental
Healthy Life
Vitality
Energy of Water

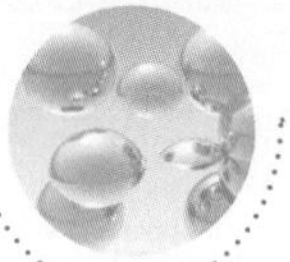

水是最重要的營養素

所有的營養學教科書介紹人類所必需的營養素時，水經常被放在最後，而且所占的頁數也最少。但是，大家都承認水是生命的源頭，所有的其他營養素都必須溶在水中才能被吸收利用，因此最為重要。

一般的營養學教科書介紹營養素時，習慣先介紹醣類、蛋白質、脂質三種需要量大並且能夠產生熱量的營養素，之後再介紹需要量較少的維生素、礦物質，最後才談到水。

然而，無論是重要性或需要量，水都應該被放在第一位。因為，當這六種營養素缺乏時，人類最無法忍受的便是缺水。

其他的營養素雖然重要，但缺乏時所導致的症狀一般較為緩慢，可能需時數月甚至數年之久，才會出現嚴重的缺乏症狀。而缺水時身體所受的影響、衝擊最大，傷害遍及全身每個細胞，甚至只需數天之久就會造成致命的危險。

水受忽視的原因

現代人由於每天都能享受自來水的方便，以及水資源在地球上比其他營養素豐沛，所以常使人們誤會水資源可以用之不盡、取之不竭。其實，研究水的專家們都在憂慮著，在環境污染日趨嚴重的今天，人類可利用的淡水正在快速減少之中。

水雖然具有諸多神奇的化學、物理和生理的性質，外觀卻很簡單、平實、容易受到忽視。研究水的專家們也都承認，看似簡單的水，卻是很不容易研究的物質，因此研究水的專家並不多。

也由於我們對水的瞭解不夠，所以許多脫水所造成的症狀，例如，便祕、血壓高、疼痛等，常被誤認為是疾病，如果僅以藥物治療只能減輕症狀，唯有供應體內足夠的水，才能根本改善。當然，疾病的原因通常不止一種，還有其他因素，例如，便祕除了可能缺水之外，還有缺乏纖維、運動不夠、壓力太大等因素。但是，每天喝足夠的好水，自然能滿足身體最重要、最基本的需求，這也是最簡單能使身體回歸正常的方法，讓各種不舒服的症狀自然消失。

營養素是身體維持生命所必需的，每日由飲食中提供，藉以幫助身體正常運作，甚至在生病時也能夠協助身體痊癒。歷經千萬年優勝劣敗的進化過程，人體天生即具有自我調整的自癒能力。生病時，可先由改善生活與飲食開始，給身體自癒的機會。而喝好水，是引導自癒機轉的第一步。

現代人迷信吃藥，但是，大多數藥物都會造成營養素的吸收利用失調，甚至打亂生理代謝，把小病變成更難治的大病。因此，注重養生保健的古人主張「藥補不如食補、食補不如水補」、「一針二灸三湯藥」，藥物乃不得已的最後選擇。水在體內占的比例最高，約為百分之六十至七十，因此水分的補充至為重要。充足且良質的水為健康的身體所必需，因此好水才有「百藥之王」的美譽。

脫水造成身體老化

經過長期的觀察發現，身體老化時，細胞的含水量會大為下降。年輕時，體內的水分高達百分之七十，可是老年時可能降低為百分之五十。在老化的過程中，每隔十年，體內的水分會減少三至六公升之多。難怪老年人看起來像是洩了氣的皮球，增加許多的皺紋。

老年人的感覺靈敏度下降，渴與餓的感覺也降低，自然喝得少也吃得少，水分和體重都隨之減少，因此，「渴了才喝水」已經為時已晚。感覺口渴時，體內可能已缺少三杯水，通常人們只喝一杯水就覺得夠了，其實身體仍然缺了兩杯水。

即使是年輕人，如果身體常處在脫水的狀態，細胞與組織將提早老化。水在體內的功能甚多，可以運送養分又能排除廢物。當身體長期脫水，得到養分和排出廢物的能力都不良，細胞得不到足夠的養分又累積了太多的毒素、廢物，則細胞將處在病態或老化的狀況。解決之道就是每天供應足夠的好水，以加速廢物的清除，讓細胞自然恢復生機。

水是血液的主體

身體的血液四通八達，主要是攜帶身體所需要的各種養分和氧，送往各個細胞，再將細胞內的代謝廢物送往肝臟和腎臟處理後再排出體外。

血液中的紅血球、白血球、脂蛋白及各種養分都必須懸浮或溶解在水中，靠著水的優良運送功能，才能達成各自的功能和任務。

當身體缺水時，血液的黏稠度增高，不只影響血液的擴散功能，血液中的酵素和蛋白質功能也都將無法充分發揮。因此，水不只是血液最主要的成分，也是血液發揮眾多功能的最重要因素。

身體無法儲存水

對於各種營養素而言，身體有不同的儲存能力，例如，脂溶性維生素A、D、E、K，在體內的儲存能力比水溶性的維生素B群和C要好得多。身體也能夠把多餘的熱量以脂肪的形式儲存以備不時之需。可是，身體並沒有儲存水的能力，必須不斷地供應。

為何身體能儲存眾多營養素，卻無法儲藏最重要的水分？因為身體不斷地製造代謝物，必須溶解於水中排出，無論是尿液或汗水，都含有代謝廢物，必須持續地排出。也只有水，有能力維持身體潔淨。為了維持生生不息的細胞，水必須經常有進有出，僅需十八天之久，體內的水分就可換新，可見水對身體的重要性。

水的功能

所有的營養素在體內都肩負著重要功能，而水的功能更是與生命休戚相關，影響廣泛。

一、水能夠維持體溫：為了維護正常的生理和生化功能，身體的溫度必須維持在攝氏三十七度。因為水能夠吸收大量的熱，有穩定體溫、幫助身體抵擋環境溫度變化的優越能力。當汗水蒸發氣化時，散熱能力很強，可保護身體在夏日中不致中暑，所以流汗之後只需補充水分即可。

二、水是良好的溶劑：水的溶解能力很強，各種代謝反應得以在以水為主的體液中進行。各種營養素得以溶解在水中進入細胞，代謝所產生的廢物也可溶解在水中，再經由皮膚、大腸、腎臟和肺臟排出體外，都是因水有很強的溶解能力。而表面張力低的水，溶解能力更佳。

三、水的附著力強：水分子具有很強的附著力，有助於食物的吞嚥、器官與關節的潤滑，以保護身體器官減少衝擊和損傷。而表面張力低、分子團小的水，吸附力則較佳。

四、協助電解質與酸鹼平衡：細胞內外電荷的平衡必須依賴溶解在水中的鈉、鉀、鈣、鎂等帶正電荷的離子，以及氯、磷酸根、重碳酸根、硫酸根、有機酸根等帶負電荷的離子在水中的適當濃度，以達到電解質的平衡。

體液的酸鹼值對於酵素的活性非常重要，例如，血液的酸鹼值pH必須維持在七・三五至七・四五之間，太酸（低於六・八以下）或太鹼（高於七・八以上）都會危及生命。每天飲用的水的酸鹼值也不宜太酸或太鹼，以免增加身體的負擔。

身體能夠維持在最佳的生理恆定狀態，端賴水的諸多神奇特性，身體必須有足夠的水分，才能協助身體長期維持在奇妙的恆定狀態中。所以，身體必須不斷地補充水分的流失，避免身體缺水。

從小養成喝水的好習慣

婦女懷孕時必須喝足夠的好水以保護胎兒不缺水，才能保障胎兒的健康。

嬰兒喝奶之後也應餵水，避免缺水所可能造成的便祕等不適現象；同時養成喝水的習慣，有助於維持血液中的生理物質在適當的濃度。

嬰幼兒成長快速，新增加的細胞含百分之七十五的水分，如果沒有適度的補充水分，身體容易處於脫水狀態，血液中的組織胺濃度過高，就可能引發過敏現象。

孩子們自幼就應養成喝白開水的習慣，不要給孩子喝其他飲料。市面上以口感為重的飲料太多，許多成分不明或含有不利幼兒的化學成分。例如，咖啡因、不當添加物、糖分等，常會造成孩子過動症狀。如果飲料所含利尿劑過多，反而會造成身體缺水。夏天，孩子喜歡喝冷牛奶解渴，牛奶會增加血液的黏稠度，無法取代水分的補充。口渴、缺水時，白開水才是身體所需要的。

◎POINT…

孩子的父母親可以檢查小孩尿液的顏色，顏色深的尿液，顯示尿液的濃度太高，身體缺水，應該立即補充水分。

選擇適當的好水

水已被商品化，一般民眾到了百貨公司的水機展示區，常感到無所適從，琳瑯滿目、功能各異的水機看（聽）起來都很神奇，有的揚言是太空人用的高科技水、可去體內酸毒的鹼性離子水、可補充鈣質的鈣離子水、臭氧殺菌水、保證無任何雜質的蒸餾水、絕對小分子的奈米水、補充身體能量的能量水……到底哪一種是適合人們每天飲用的水？

其實，選擇水的原則和食物很類似，人類是大自然孕育的，自然適合來自大自然的水，因為這就是我們祖先世世代代所喝的水。

日本人是全球最長壽的民族，所以其清淡自然的日式飲食受到了廣泛注意；地中海地區的居民罹患心血管等慢性病的機率較低，所以以蔬果、海鮮、橄欖油為主的地中海飲食也被推崇。因為這些地區的居民都能保有傳統的自然飲食，極少接受科技導向的加工食品。而加工食品氾濫的地區，其實也就是肥胖和各種慢性病（又稱食源病）盛行的地區。

◎POINT…

好水的十項條件

1. 不含任何污染物。
2. 無異味、無雜色、無病毒菌、口感佳。
3. 鈣、鎂離子濃度約為五十至一百五十ppm，並含有良質的微量元素。
4. 水的酸鹼值為微鹼性。
5. 水中的溶氧量約為七至七點五mg/L。
6. 為小分子團的水。
7. 表面張力低於七十達因（dyne）。
8. 氧化還原電位在-100mV至+100mV之間。
9. 好水帶有好的微波動能量和信息。
10. 水的冰結晶為六角狀。

同樣的道理，全球著名的長壽村的居民終生所飲用的水，都是當地的自然水。而這些水都具備了類似的條件：沒有污染的小分子團水、沒有病源菌及有害菌、含有天然的礦物質和微量元素、表面張力低、氧化還原電位低、有適度的溶氧量、微鹼性、口感佳、有能量、冰結晶攝影呈完美六角形等（詳見「健康好水的標準」章節）。這樣的水經過當地人飲用了千百年，居民們的健康長壽就是最佳的臨床證明。

畢竟水在人體的比例高達百分之七十，影響健康至巨，不要拿飲用水開玩笑，還是遵守傳統，保守些較安全。現代科技常是雙面刃，有利也有弊，短期好像有利，長期卻有可能受害，因為我們對自然界、人類生理的瞭解都不夠，而現代科學仍太膚淺，常犯了只知其一不知其二的毛病。在科技加工的食品方面，我們已累積了太多似是而非的經驗。

各種科技水各有其特殊用途，適合實驗室、晶圓廠、醫院、美容院等場所使用，但是並不適合人類日常長期飲用。一方面，這些經過科技處理產生的水，有其特定用途，因為和自然界的水相當不同，不一定適合各種體質的人飲用，其安全性值得懷疑。另一方面，這些科技用水、醫療用水發明的時間仍然很短暫，沒有經過眾人長期飲用的經驗，當然不如自然界的好水安全可靠。

多喝好水，自然健康

美國的伯門漢里（Batmanghelidj）醫師多年來在伊朗和美國推展水療，用水給病患治病，效果很顯著。他建議偏頭痛、背痛、消化不良、胃灼熱、關節炎、氣喘、血壓高、血糖高、過食、心絞痛、過敏症的病患，只要常喝足夠的水就能減緩病痛，因為這些病可能與身體長期慢性脫水有關。

伯門漢里醫生以其仁心仁術多年的體驗與觀察，寫成以水治病的相關論文，分別發表在〈伊朗醫學會期刊〉以及美國的〈臨床消化醫學期刊〉，後來又寫了兩本暢銷書，引起廣大的迴響，也收集了許多喝水治病的見證，印證「水為百藥之王」和「藥補不如食補、食補不如水補」的古諺，對醫藥氾濫、怪病特多的現代人應該是很好的啟示。

號稱發達的現代醫學，過分重視利潤高的藥物治療、手術等部分，對飲食、生活、公衛等方面的關注甚少，以致每個國家的醫療保險（都以西醫為主）都成了永遠虧損的吃錢洞。

長久以來，我們對人體的瞭解大都來自於偏重化學機轉的試管和老鼠、果蠅等小動物的研究，對人體的瞭解還停留在一知半解的階段，因此今天十大死亡原因中的慢性疾病，因為致病原因不明而必須終生服藥。

像伯門漢里這樣有愛心、注意病人基本需要、不濫用藥的醫生正在漸漸增加之中。除了原有的醫學訓練之外，有愛心的醫生已開始研習全方位的整體醫學，學習飲食營養學、中醫、能量醫學等自然醫療，給人類的健康帶來了希望。

以水療來改善健康、治療疾病的研究就是一項良好的開始，畢竟水是人體的主要成分，供應身體足夠的好水是合乎哲學、科學的合理健康之道。

水不僅是身體最重要的營養素，在功能上更是各種營養素之母，其他營養素都必須溶解在水中，靠水運輸到各器官才能發揮作用，這些營養素代謝之後的產物，仍然必須依賴水載送至其他器官或排出體外。

在水源被污染，全球三千萬的物種面臨生存威脅的今天，當人們口渴時想到的是各種的飲料，水成為一種賣弄科技的商品時，人類的健康也面臨了前所未有的危機。

有智慧的人們知道，尊重大自然、滿足生命的基本需要、簡約生活中複雜的欲望、回歸生命基本面才是人類的自救之道。而珍惜水源，愛用好水，瞭解水的重要，尊重且善用水的神奇功能，正是人類健康和地球生機的根本大道。

尋找健康好水

生命和身體到底需要怎樣的水？世界知名長壽村的健康好水已經存在於大自然千百年，且經過當地人長期飲用，證明有益健康，可延年益壽。世界上著名的長壽村，都處於偏遠地區，當地的人每日生活親近大自然，擁有良好的空氣、水和土壤。

世界著名的長壽村雖然散布在世界各地，但都具有類似的良好條件，例如，位於喀喇崑崙山脈的罕薩（Hunzaland）、蘇俄高加索的哥沙克斯（Georgievsk）、日本的山梨縣岡原村，以及中南美洲安地斯山厄瓜多爾的卡班巴城（Villacabambas）和祕魯的狄狄卡肯斯（Titicacans）等地，這些地方都擁有很多健康的人瑞。

由於地處荒僻，沒有現代化的醫療照顧，沒有氾濫的加工食品，也沒有工業化所帶來的污染和壓力。當地人仍然過著樸實簡單的生活，日出而作，日沒而息，飲食自然粗糙、多蔬果、少肉食、喝酸奶，都飲用無污染的天然好水。科學家經過數十年的研究，發現長壽村的好水，具有「青春之泉」的功效，是維護當地居民健康長壽的重要因素。

長壽村的健康好水並非清清如也的純淨之水，而是含有礦物質和微量元素膠質、小分子團、低表面張力、氧化還原電位傾向還原等特殊性質的好水，這些奇妙的化學、物理和生理的特性，正是本書討論的重點。

「身體髮膚受之父母，不敢毀傷」，不要拿自己的生命和身體開玩笑，被一些膚淺的科技所迷惑。

科技像雙刃，可以救人也可能傷人。在其他國家的醫療用水，在本地卻被有心人士推廣成每天的生活用水，就如同把治病的藥當成營養素一樣，這實在並不恰當。

本書提供自然界存在的健康好水條件、標準等重要資訊，便是希望人們對每天必須大量飲用的水有正確的認識，知所選擇。

「青春之泉」的祕密

古今中外，有許多長生不老的傳說，如同秦始皇的故事，並未留下可資採信的證據，當然更無法符合今日科學的驗證。可是有「流體力學之父」尊稱的羅馬尼亞科學家亨利・康達博士（Henri Coanda），因為對於長壽村罕薩「青春之泉」的深入研究，而揭開了有「冰河之乳」（Glacia Milk）之稱的生命之水祕密，因其使用科學方法，所以其成果值得我們信賴和參考。

國內可能不熟悉「流體力學之父」康達博士，如果知道他就是「人造雪」的發明者，就有點概念了。

八月盛暑曾在台北市偶然見到的北歐冬季滑雪場景，就是仰仗康達博士在一九三○年代的發明，其發明乃利用流體流動和壓力產生了快速變化，使氣流過表面的溫度下降，將水注入氣流之中，就產生了雪花和冰結晶，此一設備被稱為「康達噴嘴」。

康達博士本人就是健康、長壽、智慧的見證，近九十歲的高齡仍能享受健康，從事尖端科技研究，並且擔任羅馬尼亞科學研究院的總裁。畢生的科學研究成就豐碩，飛機起飛的流體流動現象就被命名為「康達效應」，此一效應在生活應用方面，發明了流體增幅器、流體電腦、康達噴嘴、水雷等設施。

為了研究長壽村水的祕密，愛好旅行的康達博士造訪了喜瑪拉雅山旁的罕薩、高加索的哥沙克斯、中南美洲的安地斯山和祕魯、甚至蒙古的高山幽谷，採取當地居民飲用的冰河水，研究其中有益健康和長壽的珍貴成分及因素。這些長壽村都座落在深山峽谷中，交通不便，旅途危險，而這位偉大的科學家排除萬難，親歷其境，採樣研究，足見其崇高的實事求是的科學精神。

水是一種非常奇特的物質，看似簡單普遍，卻具備複雜神奇的化學、物理和生理性質。當你在蹓冰場上喝一杯熱茶時，水就同時以固態（冰）、液態（水）和氣態（熱茶的蒸汽）存在，而各有其特性。

看似簡單的水，研究起來困難重重，因此我們對水的暸解很有限，無論是生理學或營養學，都僅有數頁而已。科學家伯納爾就曾經感歎：「正是水，此一最古老的自然力，使物理學家和化學家們都一籌莫展。」

本書對於水的報導乃綜合歐洲、美洲、俄國、日本、中國，以及本地的眾多傑出科技人才有關水的研究精華，我們確實應該感謝這些先進們對大自然的奇蹟——水的研究所付出的努力。

康達博士窮二十餘年之力，仍然無法解開長壽村水的奧祕。康達博士於八十五歲高齡時，仍然擔任美國康乃狄克州海克研究所（Huyc-Reserch Laboratories）的顧問，他自知在有生之年已無法完成「青春之泉」的研究，於是選中了當時和他合作研究的另一位年輕科學天才派屈克・弗拉肯（Patric Flanagan, Ph. D.），接棒傳承此一偉大研究，兩人前後研究罕薩水達五十年之久。

長壽村生命活水的源頭大都是冰河水，流進高山中的地下水庫，再以自然湧泉的形態重回地表。

冰河水在流經數百至數千公尺後進入水庫，停留若干歲月，再以地底水壓為動力，又經層層礦石、化石的過濾湧出地面，重回地表之後，又因高山大地的自然環境，匯集成河流、激流或瀑布，供長壽村的居民們飲用和灌溉。

被稱為「冰河之乳」的長壽村罕薩之水，就絕非純淨之水，而是含有豐富礦物質與膠質「混濁」外觀的好水。

現代人必須打破好水必須純淨的迷思，因為被環境污染嚇怕了的現代人，常認為好水必須清純透明看似一無所有。長壽村冰河之乳中的混濁物質，乃是富含礦物質、微量元素、帶負電荷的膠質，都是有益細胞和身體的物質，可以滋潤和營養生命，而這也是促成長壽村居民健康、長壽的重要因素。

「健康促進」的良好見證

即使最先進的醫療仍然以治療已發生的疾病為主，態度上是被動、消極的。預防醫學也停留在預防疾病的階段，積極面仍嫌不夠。

◎POINT…

長壽之鄉罕薩

傳說中的香格里拉（Shangrilla）是類似烏托邦式的人間仙境，有一部以英國作家希爾頓（James Hilton）的小說《失落的地平線》（Lost Horizon）所拍成的電影廣受歡迎，成為全球不滿壓力重重的現代人幻想追求的世外桃源。據說這部名片就是在罕薩拍攝的。

罕薩位於眾山之間，在喜瑪拉雅山北部和喀喇崑崙山西北，東經七十五度、北緯三十六點五度，是一處海拔約二千七百公尺的溪谷地，四周為高山所包圍，風景秀麗，氣候乾燥。

罕薩居民約僅兩萬人，屬歐洲人，由於地處險峻、交通不便，當地居民過著簡樸、自給自足式的農耕田園生活，種植桑果、核桃、杏子、豆類和穀類，飼養牛、羊、山羊。由於與世隔絕久遠，且已發展出當地獨特的普魯夏語（Burushaski）。居民多健康長壽，百歲時仍能耕種生育，因此百多歲的人瑞非常多，沒有肥胖和各種慢性病。人們樂知天命，鮮少犯罪，乃人間淨土。

罕薩河發源於帕米爾高原的興都庫什山，蜿蜒流經喀喇崑崙山，就因為罕薩河的萬年灌溉滋潤，使得原本杳無人跡的深山溪谷成了一處世外桃花源。在世間眾多自稱為香格里拉的長壽村中，是被研究報導較多也較完整的一塊福地，著名的電視探索（Discovery）頻道也曾經播映報導過。

世界衛生組織（WHO）提出多年的「健康促進」（Health Promotion），才是主動積極提升健康境界的主張，人們應該結合大自然的力量和人類的經驗智慧，創造最有利於人類的健康條件，使人們得以享受最佳的健康狀況及良好的生活品質。

為了促進健康，人類應該投入積極的健康科學（Science of Health），而不是在以治療為主的疾病科學（Science of Disease）裡打轉。醫藥的濫用反而衍生了更多的「醫源病」，造成了醫療越發達、醫院越多，病患人口也越多。嚴重的浪費和錯誤的政策，使人們的生活品質不升反降，生活在各種疑難雜症的陰影之中，而憂慮和恐慌也帶來了更多的精神疾病。

研究長壽村的人為何能夠享有健康長壽的高生活品質，就是以「健康促進」為前提的積極作為，其研究成果有利於全人類的福祉，值得我們鼓勵和參與。

罕薩水的特性

罕薩由於地處群山溪谷之中，即使是交通便利的今天，仍然因為地理位置偏僻而不容易抵達，也因此尚能保持其傳統生活方式，成為現代人研究自然環境與健康長壽的重要據點。當地居民相信，每天飲用的「冰河之乳」是促進當地人健康長壽的最重要因素。

遠在一九三〇年代，康達博士即前往罕薩實地研究被他稱為「青春之泉」的冰河之乳，足見其大科學家實事求是的精神。

康達博士在其有生之年，未能完成瞭解罕薩水的奧祕，又特意將此一研究交給年輕的天才科學家弗拉肯博士，由此可見康達博士對罕薩水的重視，相信其具有保健與延年益壽的功能。

世間有好水的地方，當然不只罕薩一地，李時珍在《本草綱目》水部第五卷就記載：「上古聖人透過分辨九州水土的不同，來區別九州人性的善惡和壽命的長短。」天下名泉古書中多有報導，也各有其特性。享年百歲的康達博士的故鄉羅馬尼亞也是景色秀美且多良質泉水之地，當地的碳酸汽泡礦泉水也遠渡重洋行銷到世界各地，在台灣的礦泉水市場也買得到，據稱長期飲用可改善骨質。

天下名泉之水都非純水，除了其良好水分子結構外，溶解其中的氣體和礦物質以及其形態都是重要因素。

罕薩水是外觀混濁的水，當地居民都相信水中混濁的礦物質是健康的來源，值得珍惜與研究。科學化驗的結果，發現造成混濁的礦物質就是膠狀的矽酸鹽，為帶負電荷的非晶質矽石，乃非離子性有機聚合體薄膜圍繞的黏土粒子膠質。此薄膜來自植物或其化石的油脂。由於礦物質膠質微粒分子非常細小，質地柔軟，口服後無害。

帶負電的膠質彼此排斥，維持懸濁狀態，在水中形成電場。膠質帶高電荷時，就是高能量的膠質，可以吸引水分子，形成有組織性的液晶，成為具活性的生體水。動物身體系統中的蛋白質（如白蛋白）、類蛋白、多醣體、礦物質（包括微量元素）多形成膠質。

冰河水在通過層層礦床、化石層後，形成了高能量的膠狀礦物質，使冰河水混濁而且呈藍綠色。現代人見到這樣的水一般不敢喝，因為相信好水必須純淨。其實，混濁的冰河膠質水不僅無害，而且有益健康。長年喝此水的罕薩人健康又長壽，就是很好的見證。

在現代化的城市遇到混濁的水就不一定能喝了，飲料和食物一樣，不能只憑外觀，其價值與用途由其成分決定，但這並非一般人所能判斷的。城市中河流的水所呈現的混濁，常來自家庭、工業和農業的污染，含有太多毒素和重金屬，絕不可飲用。

一般好水進入動物或植物體內後，傾向形成有組織結構的液晶，此時膠質以其高電位吸引水分子，扮演形成液晶的觸媒，使水變成具有活性的生體水。健康的人身體內的水多的是這類含膠質呈液晶狀態的活水，觀察血液就可得到證明，健康的血液就是這樣的活水，有眾多的膠質，維持血液滲透壓的小分子蛋白質——白蛋白（albumin），就是一個重要的例子。

罕薩水中懸浮的膠質非常微小，所帶負電荷僅僅四十毫伏特，可是一杯罕薩水中，就有數百萬個這樣的膠質粒子，所含的總電荷就高達數十萬伏特之多了。

在自然界中的石英水晶，就有使水活性化的能力，此一能力與水晶表面高度結構化的電荷有關。

石英水晶可使液體的能量提高而促使表面張力下降，可使純水於攝氏二十度時的表面張力，由七十三達因下降十達因，甚至下降至五十五達因。含膠質的罕薩水的表面張力經測量為六十八達因。

水是好的溶劑，水中的物質可以分為三大類：

1. 懸浮的固體微粒、膠質與氣泡；
2. 呈離子態的電解質；
3. 分子形式的非電解質。

◎POINT……

「達因」代表表面張力的單位（dyn / cm），就是在水表面單位長度的拉扯力道。當表面張力下降時，水滲透入毛細孔就比較容易，對物質的吸附能力會增強，水分子的自由能變大，此一現象在身體內十分重要。消化液就是因為含有較低的表面張力，容易滲透進入食物，進行消化作用。因此，剛吃過飯不宜喝大量的水，以免稀釋了消化液，增加其表面張力，對消化不利。

這些物質，尤其是礦物質及微量元素，都是水中應有的正常物質，對於水的分子結構，以及水的化學、物理和生理性質都會產生重要的影響。長壽村的水也是如此，水源來自冰河、高山、礦層、玉石、化石等大自然因素，當地人雖然缺乏淨化水的知識與設備，但其水中的礦物質卻甚為豐富，長年飲用這種水的人，很少有困擾現代人的結石、牙齒和骨骼疏鬆等問題。

適度的溶質在水中，會降低水的表面張力，增加水的溶解力、吸附力、滲透力，也使水的酸鹼度呈現微鹼性，這些都是生命活水應有的良好特性。

遠古時代，孕育一切生命的起源單一細胞的海水，以及胎兒在胎盤中賴以生存的羊水，都非純水，皆含有適當的礦物質和微量元素。即使科學昌明的今天，世人仍然無法複製相同的羊水和血液，其成分與水分子結構都非我們能夠完全瞭解與掌握。

與生命有關的水中都有相當量的膠質，膠質表面有負電位的電荷，又稱為「界面動電位」（Electro-kinetic Potential），代表膠質表面和內部的電位差。

實驗證明，微量的膠質，就能使水的表面張力顯著下降，例如，在一公升水中只需四毫克（即四ppm），水的表面張力會下降至五十五至六十五達因。

如果大量喝這類含膠質的水，一小時之後所排出的尿液，其表面張力也會降低。可見生理現象也會受影響，這類的水具有能量，攝取之後，有益於身體能量的增加。

能量醫學已經證實，在一定的正常能量範圍之內，能量高者享受健康，能量低者容易生病，生物死亡時能量也消失了。

二十年前，本人在推廣養生保健的文章和演講中曾提出「以生命補充生命、以生命強化生命」的主張，呼籲要成為高能量的健康人，必須常攝取高能量、有生命力的食物，例如，有機的新鮮水果、蔬菜、種子、芽菜、菇類和海菜等。這些食物作為生機飲食材料時就能提供高能量的膠質，是有生命力的營養。

相對的，愛吃熟食、加工食品的人，就會受這類無生命力食物的影響，而日趨衰弱、生病，甚至死亡，這就是今日食源性的慢性病盛行的原因。

太多的食鹽，常是加工食品與醃漬食物的缺點，因為這些過量的鹽進入了身體，就會破壞膠質的活性，使其失去了能量與生命力，生活中避免吃太多的鹽，就是重要的保健觀念。

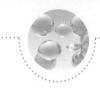

被稱為「生命的火星塞」的酵素，都是蛋白質，也是以膠質狀態存在於生鮮的食物和人體中，一旦遇熱（約攝氏五十五度以上）凝固也就失去了活性。此一發現也說明了生機飲食的重要性，生機飲食如精力湯等，都是供給身體高能量膠質的重要來源。

氧化還原電位

生命活水和新鮮果蔬的特質之一就是其氧化還原電位（Oxidation-Reduction Potential，簡稱ORP），都傾向還原能力較強的低電位。

由水的氧化還原電位可以看出其抗氧化的能力。氧化還原電位的單位是毫伏（mV），如果正值越大，代表氧化能力越強；假如負值越高，顯示其還原能力越強。

品質好的水，氧化還原電位在 −100mV至＋100mV之間。一般大都市的自來水，氧化還原電位大多偏高，日本的東京、大阪等大城市，自來水的電位約在＋400mV至＋700mV之間，這樣的水氧化能力較強，並不適合長期大量飲用。好的淨水裝置可以有效地下降氧化還原電位至理想的安全範圍，才適合日常飲用。

◎POINT……

人類需要氧，體內也不斷地進行氧化與還原的化學反應，長期氧化反應過盛，就會累積過多不穩定的自由基（Free Radical），容易引起發炎、老化等各種疾病。營養素中的維生素C、E、胡蘿蔔素、硒等，以及自然界的類黃酮素的重要功能，就是能夠阻止過氧化反應發生或者中和自由基，因此可以延緩老化、預防疾病。

好水重現不是夢

長壽村的水雖然好，卻遙不可及。現代都會型城市，數百萬人甚至上千萬人擁擠在水泥叢林之中，如果能飲用類似長壽村的好水，該是多麼幸福的好事，而這正是各國改善水質的科技人才所努力的方向。

經過數十年的實驗，大致可以模擬長壽村水的特點的淨水組合，將都市的自來水經淨水裝置處理之後，其水質條件約可達到百分之八十至九十長壽村水的標準。

水在大自然中以及人類的體內，都扮演著非常重要的角色，為了人類和眾生的福祉，珍惜、維護優良的水源，認識水，懂得選擇養生保健的好水，已是身為現代人必備的知識。

你我都是生命活水孕育而來，莫辜負了來自好水的祝福。

好水的標準

一般大都市的自來水雖然有經過淨水處理，但往往存在著含氯過高、運送管線大多老舊、蓄水塔缺乏妥善管理等問題；因此，自來水很難達到健康好水的標準。

市面上的淨水器很多，如逆滲透、紫外線或臭氧殺菌、電解水、蒸餾水等，都以改善水的衛生與安全為主，並未考慮到水的健康品質、水中礦物質、表面張力、溶氧量、水分子群的大小、滲透力、氧化還原電位、波動能量（又稱生物能量）等。

台灣和全球各地即將進入缺水的時代，水源更彌足珍貴了。為了省水，淨水器宜以不製造、排放廢水為佳；同時，除了注重水的潔淨外，我們也應該重視水的活性與生命力。

水能孕育生命、滋養身體，因此應該具備許多健康的條件，並非潔淨、無菌就合乎動植物的需要。

健康好水必須具備可以完全通過檢驗認證的有利健康的條件，最好在自然界曾經存在，而且經過許多人長期飲用，證明確實有祛病延年的功效，如存在於世界知名長壽村的水。

以多年的時間研究生命之水的亨利康達博士（Dr.Henri Coanda），研究地區除了罕薩王國（Hunzaland）外，還包括了蘇聯的哥沙克斯（Georgievsk）和厄瓜多爾的卡班巴城（Villa Cabambas）。

他發現，所謂的優質水源其實都很類似，其水分子團均屬於小分子團（microcluster），約六至八個水分子大小，一般水約十至十五個水分子；若以核磁共振儀（Nuclear Magnetic Resonanc，簡稱NMR）檢測，則約為八十赫茲（Hertz，簡稱Hz），一般水為一百二十赫茲。

長壽村水的表面張力較低，約為六十八達因，蒸餾水則為七十五點六達因。長壽村水的氧化還原電位低，在－100至＋100mv之間；不含重金屬和化學物質等危害人體的污染物質，但是保有人體所需要的礦物質和微量元素；其硬度在50至150mg／L；水質甘甜，而無異味。

長壽村的水中有微量礦物質和膠質（帶電荷的微小粒子），有些許混濁，所以被稱為「冰河之乳」（Glacial Milk）。這些礦物質和膠質類似健康的血液或母親胎盤中羊水的成分。

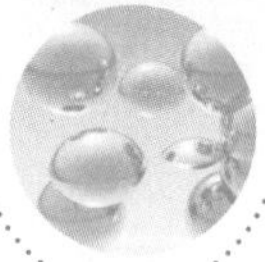

◎POINT……

在日本，以核磁共振研究水的松下和弘認為，健康好水應該類似母親的羊水或擁有古代海水中的礦物質。

水的特殊性

水看起來清澈透明，似乎很單純，其實非常的複雜、難懂；研究水並不容易，懂得「水」的人也很少。雖然地球表面的百分之七十被水所覆蓋，但是只有約百分之一的水是適合飲用的淡水。

水與生理效應

水是生命的源頭，人體繁複又穩定的生理現象大多與水有關，體內的生化反應也都必須在水中才能進行。

人體重量的百分之七十是水，其中百分之七十的水存在於約六十兆個細胞中。水在生理上的重要性源自於水的許多特性，例如，水是最佳的溶劑與水具有弱磁性有關。水分子H_2O，氧原子為負極，而兩個氫原子為正極，整個分子由於負極較強，所以偏負電位。溶在水中的物質以離子狀態與水分子結合，當溫度上升時，物質的溶解度就會提高。

水的表面張力

水的表面張力與水滲透入毛細孔的能力有關，當水的能量增加時，表面張力則下降。例如，當水的溫度由室溫加熱至沸點時，表面張力會由七十三達因下降至六十達因。水晶會改變水的表面張力，將石英結晶放在蒸餾水中，幾分鐘之後，水的表面張力會下降十達因左右。

水的表面張力來自於其內部分子的凝聚力，水分子相互吸附的力量，使水滴可以呈現球狀。

◎POINT……

水的表面張力大小對腸胃道分解、消化、吸收食物等功能非常重要。當消化液的表面張力比水低時，消化液可以很輕易地進入所吃下的食物中，此時如果飲用表面張力較高的普通水，自然而然地便會減緩消化功能的活動。

水的特殊三態

水是地球上唯一能夠同時以固體、氣體和液體三種不同狀態存在的物質。

水分子間的凝聚力，使水的冰點（攝氏零度）和沸點（攝氏一百度）顯得與眾不同，非常特殊。例如，比水分子重的H_2S，其冰點為攝氏零下八十二度、沸點為攝氏零下六十一度（見表一）。水的此一特性，使其具有穩定及調節體溫的作用。

水的比重在攝氏四度時最大，然而，水在接近攝氏零度時反而會膨脹，體積增加百分之十左右，因此冰會浮在水面上。此一特性對所有的生物都至關重要，否則水底結冰時，水中的生物將被消滅殆盡，所有的陸地也將被淹沒成汪洋。

表一：水的沸點和冰點相當特殊

	分子量	沸點（℃）	冰點（℃）
H_2O	18	100	0
H_2S	34	-61	-82
H_2Se	80	-42	-64
H_2Te	129	-4	-51

水的流動性

水的流動性很大，在人體內的循環、消化、吸收、排泄等功能中，水能夠快速地輸送養分以及排泄廢物。

水如果停滯不動時，無論在體內或體外，都傾向成為大分子集團而失去活性。在體外，容易滋生蚊蟲、細菌，甚至發臭；在體內，則可能引起水腫、發炎、感染，如果壓迫到末梢神經，就會產生疼痛，誠如中醫所說的「不通則痛」。

以核磁共振儀（NMR）解析水

專家們以NMR研究水，可以從科學微觀的角度解析水的分子狀態，有助於對水的瞭解，甚至可以觀察水分子微小的運動和能量變化。一般的水質檢測或化學分析不一定可以分辨水的變化，經由NMR的觀察，往往可以明顯地解析獲得，如影響水質非常重要的水分子集團的分子數目。

如果以NMR來解析日本東京都昭島市和練馬區的自來水，昭島市的自來水是八十四赫茲（Hz），而練馬區則為一百二十四赫茲。

昭島市的水來自於秩父山脈的地下水源，是被公認的好水，結果發現果然是屬於

表二：不同的水，不一樣的振頻

水17O-NMR（20℃）

樣本	水的振頻
雨水	119H$_Z$
天然湧泉	122H$_Z$
礦泉水	94H$_Z$
井水	105H$_Z$
自來水	117H$_Z$
蒸餾水	118H$_Z$
離子交換水	61H$_Z$
溫泉水	79H$_Z$
人血清	142H$_Z$

所顯示的數值為平均值（資料來源：松下和弘，《透過核磁共振看水》）

表三：水經過各種處理方法下水的變化（20℃）

水的處理方法	水的振頻
A 水	153H$_Z$
通過陶磁濾心後	84H$_Z$
B 水	128H$_Z$
浸泡於陶磁球中	89H$_Z$
利用麥飯石浸泡	97H$_Z$
C 水	100H$_Z$
浸泡磁鐵礦石	85H$_Z$

（資料來源：松下和弘，《透過核磁共振看水》）

小分子群的好水。

在昭島市的井水，越深的井其水質的分子群越小，例如，一百二十公尺深為一百四十赫茲，一百八十公尺深為一百赫茲，二百公尺深為九十五赫茲。

雖然水分子群的大小，並非檢驗水質的唯一標準，但是水的專家認為，好水的振頻應該小於一百赫茲較佳。表二為用NMR檢測各種水的振頻，其所顯示的數值為平均值。蒸餾水取樣自日本各大學，被視為最純淨的水，其分子群大小類似自來水。此處的礦泉水為法國的畢特爾礦泉水，其品質因購買地而不同，差異相當大。

在檢測淨水器的效果方面如表三，專家發現陶磁濾心、陶磁球、麥飯石、磁鐵礦石等都有效果，使用前後差距越大者效果越顯著，可見水分子群是可以被改變的。

以波動能量來檢測水質

多年來，中外的專家們致力於穴道、經絡以及氣功的研究，促使生物體具有生物能的觀念已經被廣泛地接受了。而近年，在日本和一些先進國家蔚為流行的「波動能」，乃是隨著科學的進步，利用精密微觀「能量」的具體結果；科學家們找到了分子或原子，甚至電子和質子因自旋和互旋，產生微弱電磁波的能量。

如果我們拿已經研究了多年的光學來解釋波動能，就很容易明瞭了。

光就是具有光子、光波和頻率的一種波動能；紅、橙、黃、綠、藍、靛、紫以及紅外線、紫外線，不論是看得見或看不見的光，都具有波長、頻率和能量。不同顏色的光對脈搏和血壓有不同的影響，例如，以藍光治療黃膽、關節炎；以紅光改善偏頭痛；以遠紅外線治療痠痛；以紫外線來殺菌等醫療行為，在醫學界已經屢見不鮮了。甚至自閉、憂鬱、身心創傷、學習障礙等身心問題，都可以用光和顏色來改善。

由此可見，利用波動能發揮治療的功效，早已經被證實可行了。

根據量子力學，電子具有波動的性質，其所運動的空間與其波長有關。原子的大小也是由電子活動空間的大小而定。每個自旋的電子就是一個小磁體，其磁場強度超過電子的軌道運動所產生的磁場強度。因此，運動中的電子有一個電場和磁場，所測得的波動能乃為電磁波。

人體細胞內原子的振動，日本醫界稱為「HADO」（波動），當波動正常時，就代表身體健康；若波動不正常時，則顯示已經生病或有生病的傾向。

在日本檢測波動的機構中，著名的「生命總合研究所」（Life Field Test，簡稱LFT）最具代表性，其研發的檢測儀器，可檢測各種食物、水、藥物對人體免疫、心臟、肝臟、腎臟、胃、動脈、抗菌、抗過敏以及解壓等機能；以〇為基準值，相對指數在七以上為佳，波動數值越高，對健康越有助益。

在水的方面，自然界的好水、潔淨的泉水、高山雪水，或者經過備長炭、中國白炭、花崗石、電氣石、天然波動元素的能量生化陶磁處理過的潔淨水，都有相當高的波動數值。大都市自來水的波動數值則很低。

美國天文學界已公開宣稱，整個宇宙可見的物質只占百分之四，高達百分之九十六是看不見的物質（Dark Material）和能量（Dark Energy），將是本世紀科學探索的重要領域。

探討食物和水的波動能量，是一個嶄新的研究領域，有助於人類對自然界更進一步的瞭解，對開發食物和水的保健功能意義非凡。

◎POINT……

波動數值較高的食品

有機蔬菜、秋葵、山藥、蘑菇、納豆、葡萄、無花果、菠菜、青江菜、小油菜、有機糙米、紅米、紫米、昆布、蜂膠、靈芝、烏骨雞等。與傳統中所謂健康的食物觀念相符。

一般加工食品的波動數值則偏低。

水與信息

在歐洲流行百餘年的「同類療法」，以及晚近受歡迎的「花精療法」，其有效製劑就是帶有各種藥物或花的信息的能量水，巧妙運用了水能攜帶信息的事實。

日本學者江本勝所著《來自水的信息》，就是以水的結晶狀態，來說明水能接受來自音樂、文字、意識、情緒等的信息，而呈現差異相當明顯的結晶體。代表不同水質的自來水、泉水、湖水、雨水等，也都顯示出不同程度的結晶能力，其中水質好的水結晶比較完美。

江本勝就其多年研究水的心得，提出「水的冰結晶是單一最能顯示水質的評估方法」。

國內研究水與信息關係的專家崔玖醫師和陳國鎮教授的臨床經驗和研究結果，也都充分肯定水有攜帶信息的能力。

人體內和細胞內最主要的成分就是水，約占百分之七十。因此，水所攜帶的信息自然會影響一個人或者動物的身心狀態。人的起心動念、情緒變化都可能給體內、外的水正面或負面的信息，而間接或直接的影響健康。

可見一般的水都不是純粹的水，其分子間的關係很微妙且複雜，可以出現各種組合構造，也具有很多奇妙的特性。人類唯有瞭解水，才能改善水和利用水，以滿足動植物的需要，造福地球的生態。

◎POINT……

水分子H_2O，是由兩個氫原子和一個氧原子結合，氫原子核的結合角度為一百零四點五度，但水分子一被激發（excitation），會出現一百零九點五度的結合角，即使在液態，也可能呈現八角或六角形的類似結晶的分子組合。

生物體的觸媒——膠質

英國科學家在約七十年前就已經開始有關膠體化學的研究，但直到最近十年才又受到重視，膠質（colloid）在醫學、工業、農業方面的應用甚廣。膠質研究的重要性，已證實膠質是物質除了水、土和空氣之外的第四態。

雖然膠質研究仍然是一門新興科學，觀察膠質在體液、血液、果菜汁中以及在長壽村的水中所展現的生理功能，已經顯示，研究膠質將是瞭解生命現象和生理機能的重要因素。

目前在生物體系中發現的膠質有兩種：膠質的外膜有電荷（有親水性）或中性電荷（非離子性）。前者因具極性，和其他粒子之間常相互吸引。後者外膜無電荷，類似絕緣體，為一種安定性強的膠質，普遍存在生物體系中，而其數目的多寡則會影響滲透壓。

大自然的無機領域中，也存在膠質，例如，海河中的黏土粒子，常帶有很低的負電荷，彼此之間因靜電排斥，而呈現分離的狀態。

工業製造過程中產生的洗潔劑，屬離子性的界面活性劑，也是一種膠質，並不存在生物體系中。

此類分有兩極性質，一端親水性，另一端親油性。

◎POINT……

代表生命力的蛋白質，如酵素、白蛋白等，都是極重要的膠質，其他重要物質，如多醣體、礦物質、微量元素等，在體內也是以膠質存在。

生物體內的膠質就如同帶有電荷、能量的小觸媒，可以吸引水分子，形成有組織性的液晶。

遠古時代地球最原始的生命體，即含有礦物質與眾多微量元素，待類似蛋白質的物質出現，才開始了生命體的衍化。

當酵素性質的蛋白質出現了，加上維生素等輔酶（co-enzyme）和礦物質的輔助因子（co-factor），酵素致活化後，就有了加速化學反應速率的觸媒能力，使生命體漸趨複雜化。

膠質粒子越小，眾多膠質累積的總表面積越大，總電荷量也越大。這些粒子可以小到只有分子的一千倍大，必須藉助顯微鏡才看得到。一個一立方公分的物質，其表面積只有六平方公分，如果將此物質分割成微小粒子，其總表面積可增加至超過一百英畝以上。

一杯水中很容易存在百萬個帶電荷的微小粒子，這些電荷累積起來的總電荷，竟然大於十萬伏特。

水中膠質的存在，影響甚廣，不只增加水的能量而已，同時也讓水的表面張力下降、滲透能力增強、氧化還原電位下降、水的結晶更為有序化，甚至水的冰點和沸點都因而改變。

膠質應該是有機體和無機體間主要的連繫，此一膠狀的媒質，正是生物體所以能夠存在的媒介。

細胞內的水分是如液晶般高度構造化的，其組織結構就與其中的高電荷的蛋白質、礦物質等相關。細胞內的礦物質如鈣、鎂、鈉、鉀等，以及微量元素如鐵、銅、錳、硒、鈷、碘等至少三十二種以上，在細胞內，這些物質就以適合細胞需要的微小粒子存在。

所謂人體健康，負責運輸營養素和排出廢物的循環系統至關重要，而循環系統的主角——血液，其生命特質與能量，都和血液中的膠質關係十分緊密。血液最重要的工作，如營養素的輸送、代謝廢物的排出、滲透壓的維持等，膠質都扮演著極重要的角色。

有機體內的膠質性粒子，其粒子大小介於零點二至十微米之間，帶單極負電荷。膠質粒子之間可能彼此排斥，也可能相互吸附。一旦此膠質系統喪失電荷，無法從事膠質活動，就進入停滯狀態。當血液中的負電荷顯著減少，會產生不同程度的凝結現象，此時血液的黏度增加，血液的功能下降，整體健康即受到影響。

一九一二年得過諾貝爾醫學獎的法國生物學家阿雷克斯．卡萊（Alexis Carrel）曾經驗證，如果細胞得以持續不斷地得到適當的營養，而又能將各類毒素、廢物完全排除，細胞的壽命便可以無限地延長。而細胞內和體液中的營養素的補充和廢物的排出，都必須仰賴膠質。

自然療法先清後補的理論，主張先清理細胞和體液中的廢物和毒素，再補充必需的營養素，使細胞和組織恢復其原有的自癒功能，達到返老還童的再生境界（Regeneration）。

為了預防或治療因長期吃熟食及加工食品（缺乏膠質）所導致的慢性病，生機飲食在各地療養中心流行，其重要主張就在「以生命補充生命」，以生鮮蔬果中的完整營養素、酵素、膠質、活水和纖維素，協助身體達到清與補的功能。我們常聽聞許多病患見證因採行生機飲食而重拾健康。

人類對膠質的研究才剛開始，瞭解仍然十分有限，相信膠質在身體所扮演的角色，正是我們認識有機體和生命的重要媒介。

活水與生機飲食

新鮮的蔬菜和水果是我們身體裡，每天所需要的維生素、礦物質和纖維素的主要來源。一般而言，含纖維高、水分多、熱量低、無膽固醇、含鉀高、含鈉低的食品，是我們每天都應該多吃的健康食物。

蔬菜中的胡蘿蔔、青花菜、蓮藕、番茄、絲瓜、青椒、菠菜、茼蒿、蕪菁、芽菜、豆類、菇類、牛蒡、芹菜、蘆筍、蔥、蒜、包心菜、海帶、紫菜等，以及水果中的木瓜、蘋果、草莓、葡萄、柑橘、香蕉、枇杷、棗子等，當令的蔬果都應該經常出現在每日的菜單中。比較好的食用方法是：可以生食的盡量生食，或打成果菜汁飲用；不容易消化的則宜熟食。

容易消化的蔬菜不妨生食，除了維生素、酵素和機能性的成分不容易被破壞外，還可以增加身體的抵抗力。豆類、絲瓜、牛蒡、海帶等宜熟食，比較容易消化吸收。果菜汁是另一種生食的方法，可以增加食物的攝取量，例如，生嚼胡蘿蔔很費口，若打成汁飲用，就能很輕易地多喝一些了。

在五花八門的蔬果當中，胡蘿蔔、番茄、芹菜、蘆筍、芽菜、豆類、木瓜、蘋果、草莓、葡萄、梨等，都是適合製作果菜汁的材料。

◎POINT……

果菜汁的製作宜以蔬菜為主，水果為輔，可以經常變化組合成個人喜愛的風味。尤其以生鮮蔬菜、芽、苗、堅果、水果或牧草高湯混合打成精力湯，營養充沛，老少咸宜。如果能每天上、下午各喝一杯精力湯或果菜汁，持續兩週後，健康將會顯著的改善，容光煥發，神清氣爽，因此達到延年益壽的效果。體質虛寒的人，在冬季及晚上時間應少量飲用，或接受專業的指導。

新鮮的蔬菜和水果營養豐富，各有所長，對我們的身體健康十分重要。其中蔬菜所含的礦物質往往比水果豐富；而味甜的水果含糖分較高，想減肥的人宜慎選種類，並且酌量食用。

烹調的方法影響食物的品質和營養素的完整，除了原味生食之外，熟食部分可以蒸、滷、燉、水炒、水煮、低溫烘烤、川燙、涼拌、發酵等方法烹調；葷食者可以水煎魚、水煎蛋的方式調理；盡量減少食用煎、炒、炸的食物。

健康的生機飲食需要優質潔淨的活水

製作果菜汁和精力湯時，不只蔬菜、水果應該選擇潔淨的有機作物，所使用的水也應該是無污染的活水，才能真正地滋養身體，滿足身體的需要。如果沒有好水，生機飲食就失去了意義，淪為空談。

台灣南北的水質不同，而不同品質的淨水器等所製造的水也不同，用這些水所製作的果菜汁和精力湯自然也具備不同的品質與效果。

近年來，本人致力於推展生機飲食，改善現代人長久以來依賴加工食品的習慣的過程中發現，目前有機農耕所面臨的大挑戰，除了農藥、化學肥料被濫用等問題之外，最嚴重的就是水的污染非常普遍。除了部分山區的水源之外，適合有機農耕所需要的潔淨、健康的水，已經非常稀少難覓。放眼全台灣，賣水的人很多，但是真正研究水，而且瞭解水與健康關係的人卻非常少；而且，大多數的水質也無法通過安全與衛生的檢驗。

生命之水污染嚴重

二○○二年八月基隆市衛生局，檢驗市內六十三處山泉水和井水等供水站，發現只有兩處通過基本的檢測，約只占總數的百分之三，其他六十一處都不合乎基本的衛生標準。所檢測的項目很簡單，只有檢驗酸鹼度、大腸桿菌群、總菌落數、濁度、色度、亞硝酸鹽氮、硝酸鹽氮，尚未包括重金屬含量。如此簡單的檢測項目，竟然通過率只有百分之三，台灣水質的一般狀況就可想而知了。

水是孕育生命的源頭，也是維護動植物健康的必需要素。可是，今天的生態環境和水源都遭受了空前嚴重的污染，包括農藥、化肥、糞便、尿液、酸雨、家庭廢水、工業污水、垃圾、加氯消毒、水管生鏽、蓄水池滋生蟑螂、老鼠等。

看到這些事實，注重養生保健的人不禁要問，這樣的水能喝嗎？到底是飲用水還是廢水？雖然經過自來水廠的淨化處理，長期飲用這樣的水，是否就能滿足身體六十兆個細胞的基本需要？還是可能引起慢性中毒、過敏等危害健康的問題？

水污染影響動植物健康

整個動物和植物的食物鏈裡，人類高居金字塔的最頂端；環境和水源的污染先累積在動植物的體內，當動植物及其產品被人類食用後，污染就順道進入人體，當累積到臨界點時，必然會影響並損害到人體的健康。

時下有識之士提倡把體內排毒、體內環保、斷食、大腸水療等定為養生保健的重要項目，如果再食用潔淨又有生命力的食物和飲水，來滿足身體的需要，我們的身體就能充分發揮自癒的能力，祛病延年，享受高品質的健康。

水——全方位的照顧與療癒

從古至今，世界各民族都懂得用水治病，使人們的生活更舒適、豐富。對人類而言，水不僅是生命的源頭，而且恩重如山。

古老的民族，中國、希臘、埃及、印度等，都有許多用水治病和養生保健的記載。因此，水被讚譽為「全方位的醫藥」（Holistic Medicine）。

近年來流行的水療SPA，其實古已有之。去陝西省古都西安的遊客都會造訪唐明皇和楊貴妃的華清池，讚嘆古人的巧思。古羅馬也遺留許多大型公共浴池的古蹟，可見老古人也懂得享受沐浴之樂。

沐浴不只洗滌身體的污垢，以水和肥皂輕柔地擦拭全身，也有解壓的效果。洗浴時不妨哼唱歌曲，享受這美妙的一刻。

四季沐浴，所用的水溫不同，有調節體溫的功效。炎夏冷水浴後，暑氣盡消，舒服暢快；嚴冬熱水浴，逼走體內寒氣，通體舒泰。

冷、熱水浴，各有不同的療效，除了有助於快速調節體溫之外，其影響幾乎是全身性的，也可在短時間內就改善氣血循環，可以緩解季節引起的溫度變化對身體的衝擊。冬天洗三溫暖或者喜歡足浴的人，最能體驗其中奧妙。但要注意，冷、熱水浴時所用的水溫要恰當，以免未蒙其利先受其害。

祛病延年話足浴

今天在大陸大、小城市中流行的足浴、足療，在我國的養生歷史中可謂淵遠流長。被尊為藥師佛的唐代大醫家孫思邈長壽過百，在養生保健方面推崇四季足浴健身，提出「春天洗腳，升陽固脫；夏天洗腳，暑濕可祛；秋天洗腳，肺潤腸蠕；冬天洗腳，丹田溫灼」的觀點。

廣州中醫藥大學氣功研究室也發表了一首「護足健身長壽歌」，前半段提到：「清晨足浴，勝吃補藥；夜晚足浴，消除疲勞；傷風足浴，發汗祛邪；秋冬足浴，防治感冒。」

◎POINT……

足浴可以發汗除寒，排除體內廢物，導引氣血下行，改善血液循環，其效應幾乎遍及全身，得以改善的症狀有神經衰弱、失眠、耳鳴、頭痛、頭暈、氣管炎、咳嗽、感冒、鼻炎、四肢冰冷、關節痛、高血壓、低血壓、胃腸病、腎病、水腫、便祕、性功能差、月經不調等，甚至有美容、除斑的效果。然其功效來自長期足浴，並非立即見效。

足浴用水，以表面張力低的小分子團的水較佳，因其吸附力和滲透力較強。建議的水溫，在夏季約為攝氏三十八至四十一度，冬季為攝氏四十一至四十三度。溫度太高反而容易造成傷害，水溫高過四十七度時可能燙傷皮膚，還可能促使血液凝固，形成血栓。

足浴的時間不宜過長，在早晨運動之後或晚上睡覺之前泡腳十五至二十分鐘即可，冬天足浴後可穿襪子保暖。足浴時不可開冷氣、吹風，避免感冒。

足浴的方法很多，有加中草藥以促進療效的，也有主張冷熱水交替使用的，可以參閱相關的足浴專書。

注意水療的潛在危機——氯

游泳和SPA都是受歡迎的休閒活動，可是現代人每天用的自來水都添加了消毒用的氯，游泳池中的水或SPA用的水，也都含有氯，長期接觸可能受傷害，不可不慎。

氯是廉價的消毒劑，可以殺滅水中的病原菌，例如，霍亂、傷寒、大腸桿菌等，的確能夠減少傳染病的發生。

可是，氯本身就是有毒的氣體，而且毒性強烈，在水中的濃度不可超過百分之一（一ppm）。水中含氯過高時，會造成呼吸困難、頭痛等症狀，而且氯對皮膚有很強的親和力，會經由皮膚進入身體。

自來水加熱後所產生的三氯甲烷和氯都是可能的致癌物，因此，無論是飲用水或是外用水，都應把氯和三氯甲烷等有害物除掉，才能安全使用。自家用水，因為量少，可以做到。至於游泳池和SPA所用的水，水量大而且使用的人多，的確有公共衛生的問題存在，水中含氯幾乎無可避免，因此使用這類的水就必須小心了，在水中不宜待太久。

人之一生離不開「皮包水」——喝水，和「水包皮」——洗澡，但是所用的水必須是有益人體的自然潔淨水。

現代人環境中的水危機重重，無論是飲用或水療都必須選擇沒有污染的好水。受污染的水和加氯的水，加熱後所產生的水氣也有毒，必須小心防患。現代人所使用的水和古代人所用的已經不一樣，所以做水療時，宜先選擇適當的水。

二〇〇二年，美國的戴安・布曲曼博士（Dian D. Buchman Ph.D.）出版了一本水療的書《*the Complete Book of Water Healing*》，內容相當豐富完整，幾乎討論了水的各種可能使用的方法及其功效，包括以水治療常見的八十一種症狀和病痛、二十九種孩童疾病以及二十四種傷痛等，是一本難得的水療專業參考書，印證了水具有全方位的照顧與療癒效用。

善用活水促進健康

古人相信「水為百藥之王」。在明末姚可明的《食物本草》中，強調各地泉水的保健功能。清末名醫王孟英所著《隨息居飲食譜》中，提出：「水，食之精；穀，食之本也。」一五百年前的李時珍在《本草綱目》中，曾列舉了四十三種可供治療的醫療用水，現今的醫者鄭隆炎博士在其大作《水醫學》中再三引述，並且感佩嘆服李時珍先知灼見的科學精神。

我們常聽醫生提及，每天如果能喝足量的好水，即可以預防或改善下列疾病：膀胱炎、尿道炎、痔瘡、便祕、頭痛、氣喘、發炎、脫水、痛風、過敏等。其原理在於，足量的好品質水可以幫助淨化身體，也可以降低血液的黏稠度，進而降低血液中的血糖、尿素、尿酸等成分；甚至可以預防因血液過濃所引起的肩膀及腰部痠痛。然而，並非所有的人都適合多喝水，例如，腎臟病症候群者、接受血液透析病患和心肌無力的嚴重心臟病患等，都不鼓勵多喝水。

當地球生病了，水污染了，人類和各種動植物怎能健康？許多地區由於缺乏淨水的裝置，飲用污染的水，依靠腸胃和腎臟來過濾污水，再靠肝臟來解毒；長時間累積下來，這些重要的身體器官到底能夠忍耐多久？維持多久？

當缺水時，人們才會感覺到水的重要。長期以來，人類並未給予水該有的重視，即使研究和製造食品的人也常忽略了食品的主要成分——水的品質。

眼前該是重視水的時候了，再污染下去，所有的生靈都將受害，甚至禍延子孫。為了動植物的健康，以及地球的永續生機，本世紀人類的主要工作之一，就是要瞭解水、珍惜水、改善水源。

飲用好水改善健康的見證

水是身體細胞內、外最重要的成分，所占的百分比也最高，自然對健康的影響也最大、最快和最明顯。

五年來，為了研究和推廣「好水好健康」的觀念，我走訪各地，聽到許多奇妙的第一手見證，所以特別在書中選一些來報導。透過這些真人真事的分享，不僅有利於瞭解好水的多元功能，遇到類似的同病相憐的人，更能得到啟示。

這些分享親身體驗的人們，都是各行各業值得敬重的人士，有醫生、保健養生專業、資深外交官、國際知名畫家、食品製造業者、公務員、業務員和家庭主婦。

喝好水，改善過敏體質

從事藝術創作的余女士，生性開朗好客，已過六十歲，長年為過敏性體質所苦，每天傍晚時分就覺得氣結、胸悶、喉頭不舒服，尤其在冬末春初時最為嚴重。家中的兩位小孩子也都是過敏體質，每當季節交替，就鼻塞難過。

余女士在國際知名畫家陳老師處得到好水養生的訊息，每天全家都喝足夠的好水，三年來，全家的體質已逐漸改善，過敏的問題已不再困擾家人，生活品質顯著改善。

◎說明

當血液中的組織胺（histamine）濃度過高時，身體就可能有過敏的症狀出現，如能適時喝足夠的好水，就會稀釋血中組織胺的濃度，而緩解過敏的症狀，而且優質好水本身就具有天然抗組織胺性質，有利於紓緩過敏症狀。常喝適量好水的人，體內和血液中的有害物質會被溶解、排出身體，身體經過一段時間的淨化之後，體內各器官回歸正常功能，根本排出了體內累積的毒素，身體自然舒適清爽、重享健康的喜悅。對於長年喝水太少的婦女和孩子，喝適量好水後的體質改善最為明顯。

異位性皮膚炎！你喝夠水了沒？

現年十三歲就讀小六的駱小妹，從小就飽受皮膚搔癢之苦，尤其是夜晚，常常因為皮膚越抓越癢而一夜難眠。辛苦的母親只好帶著她四處求醫，雖然試過中、西醫、自然療法和食療，但是症狀改善得很有限。

後來朋友建議試試微鹼性、小分子的能量好水，而且每天都一定喝足夠量的水。沒想到短短兩、三個月，異位性皮膚炎的症狀就明顯改善了，至今三、四年來已不再為皮膚炎所苦，原來瘦弱的身體也增重長高了。

以前經常皮膚被抓得皮破血流、乾瘦易怒的駱小妹，就如同脫胎換骨似的，在好水助長了食療的效果下，已不再受長年皮膚病的困擾，如今已是品學兼優、一百六十公分的美少女了。現在，無論是上學或者是外出，都一定會攜帶甘甜的好水。原本親切、爽朗的駱媽媽也終於放下心中的重擔，恢復了笑顏，喜歡與人分享多喝好水的奇妙經驗。

◎說明

當血液的黏稠度太高時，血液中的毒素和各種生理物質如荷爾蒙等的濃度都會上升，超過了生理上的臨界點時，身體就出現不舒服的症狀，久而久之就成了病痛。改善之道應先由飲食做起，喝夠好水、吃無污染的生機飲食，一段時間之後，身體恢復了自癒的能力，症狀和病痛自然就不見了。

古人的經驗，身體有病痛，先以飲食改善，食療不癒，然後用藥。用藥之前還講究「一針二灸三湯藥」，用藥總是放在最後，因為藥物的副作用常會「傷其臟腑」。古人用的都是草藥，今天的西藥後遺症更多，常會打亂代謝，使病情更複雜、難治。

懂得營養和自然療法的醫師都知道，每天如果能喝足夠的好水，可以預防和緩解的症狀很多，例如：便祕、頭痛、胃痛、過敏、氣喘、痛風、高血壓、糖尿病、痔瘡及尿道炎、膀胱炎等各類炎症。

每日的飲食是健康的最重要因素，組成身體成分的材料就是由飲食供應，而「飲」在「食」之先，就是告知人們喝水比食物更重要。當我們感覺不舒服時

（常因身體脫水所引起），先喝一、兩杯水，常能快速緩解不適，是最簡單的保健之道。但先決條件是，必須先找到符合養生標準的好水。

喝好水，享受「流汗」的樂趣

王女士於二十年前曾進行過胃部切除手術，之後常因「胃酸過多」造成的胃部不適而困擾。王女士體質特殊，幾乎從不流汗，曾經看診吃藥，依然無法流汗。因此，暢快地流汗成為王女士期盼多年的夢想。

但是，自從王女士接受弟弟的建議，開始享用甘甜可口的好水，也自然而然多喝了些水，竟意外地感受到身體的改善，終於體驗到汗水淋漓的快感，而且胃部的不適和疼痛也都消失了，體會了多喝好水對身體的重要性。

◎說明

多數女性都不知道自己每天喝水不足，身體長期處於脫水狀態，胃部不適和身體疼痛都是生理脫水嚴重時的警訊，自然也就無汗可流。此時吃藥，只是治標不治本，緩解症狀而已。直到無意間喝夠了小分子團的好水，多年的生理脫水問題得以解決，生理現象回歸正常，胃部的不適和疼痛也就自動消失了。

喝夠了小分子團、表面張力低、滲透力強的優質好水，進出細胞和器官較容易。當每天喝的水質佳量足，生理正常之後，流汗也就自然發生了。汗水中的成分和尿液類似，排汗和小便都是身體排泄廢物必須且重要的通路，也具有調節體溫的重要功能。

好醫師必須懂得用水

國內知名的耳鼻喉科陳醫師，曾以「神農嚐百草」的精神，以二十多年的時光親身體驗國內各種淨水器處理的水，對水的應用很有心得。

有堅定宗教信仰，修行多年的陳醫師，身體的靈敏度高，可以覺察水進入體內的影響。陳醫師飲用蒸餾水多日後，就能體驗部分關節會痠痛（因為好水是溶液，有自然的礦物質和微量元素，對人體有益；而蒸餾水是溶劑，純淨到幾乎一無所有，適合實驗室和工業用。蒸餾水屬酸性，又是溶劑，進入體內可能造成骨質中的礦物質流失，不適合長期飲用，而且在處理蒸餾水的過程中必須耗費能源，不符合環保原則）。

陳醫師也能感受能量好水的強大影響力，並做了專業的解釋：「水是人體最多的成分，雖然每個水分子的電荷不大，但數量非常多，所累積的能量很可觀，幾乎可以主宰人類的健康。況且水可以迅速分布全身，水所攜帶的能量和訊息也能夠快速在體內引起共振，對於喚起體內細胞的活力非常重要。」

陳醫師的臨床經驗應證了甘甜可口的好水，因具有小分子團、滲透力強的特性，容易被吸收利用，在胃內停留時間較短，進出細胞方便。喝進足夠的好水後，有尿意的感覺也較快，是排出體內毒素的良方。

陳醫師的警語：「水雖然到處都有，絕不可等閒視之。好水可以帶來健康，但是不自然、受污染的水，卻是健康的一大殺手。」

◎說明

良醫之醫德與醫術並重，懂得觀察病因，用最簡單、自然、有效的方法，來幫助病人標本兼治、脫離病痛、生理回復正常。所使用的方法中，飲食的調節和外在因素都應優先考慮，因為水和營養的補充都將改善身體的組成成分，滿足了生命的基本需要，生理才可能正常運作。因為環境的影響，身體小宇宙如可調節自然大宇宙的變化，如此內外兼顧平衡，病痛也就消除。藥物和手術等都應在必要之時才使用，必須考量副作用對病患的傷害，能做到「視病若親」，方為有愛心的良醫。

好水是養生保健的基礎

曾獻身外交工作三十年的傅先生，退休後推展「刀療」，成了養生保健專家，經常旅行於美西、台灣與大陸。雖然已七十餘歲，依然硬朗、健康、帥氣。關心世人的病痛，以自然療法中的「刀療」幫助了無數的人。

傅先生平日養生有道，慎起居、節飲食、愛運動，很重視每天飲水的質和量，多年來也成了水的養生專家，並且關心親朋好友家的水質，希望大家都能喝到好水。

傅先生強調：「水的問題非常重要，人體有百分之七十的水分，一個人如果忽略了飲水的品質和安全，身體就要出問題了。水是有信息、記憶的，水的品質影響整體健康，不可不慎重。」

於是，傅先生成了推展「刀療」和「水療」的志工，認識的新朋友也能感受其慈悲心，因此四處交了許多好朋友，生活快樂健康，每次體檢報告都很滿意，不知老之將至。

◎說明

傅兄是我敬重的老朋友，相交二十餘年，感受其為人誠懇、熱情、寬厚，總是樂於幫助別人。每次歡聚總會交換保健養生新知，都有「養生應由自己做起」的共識，「水療」也常是我們共同的話題，都同意活得健康才有尊嚴，也才能享受生活的樂趣。

喝好水的藝術家神采奕奕

活躍於海峽兩岸的知名畫家陳老師，其畫作色彩鮮明、意境深遠、畫中有詩，受到兩岸收藏家的重視。陳老師已年逾七十，但總是容光煥發、活力充沛，臉龐上找不到老人斑。談起其養生之道，居然就是常年多喝好水，極注重飲水的品質。

人過七十，健康的身體最為可貴。陳老師的好友余小姐多年見證了陳老師畫藝精進，更上層樓，更以靈敏的觀察，注意到陳老師體質的改善。「陳老師的氣管一向並不好，尤其在季節變換的時候，常會發出『咻！咻！』的聲音，這兩年已經聽不到了，顯然是氣管更健康了。」

◎說明

陳老師和傅先生（前一篇見證）都已七十多歲，仍然能夠以好水改善健康，可見好水確有延緩老化的功能。小分子團的好水滲透能力強，容易進出每個細胞，攜帶營養進入細胞，把代謝廢物帶出細胞，活化細胞功能。好水的氧化還原電位在－100mV至＋100mV之間，遠比一般都市自來水的＋500mV至＋700mV低得多。相較之下，好水的電位傾向還原水，有益於抗發炎和延緩老化。尤其喝水較少的老人和婦女，更應選擇品質好的水，做好養生保健的基本功，才能祛病延年。

好水使食物更美味

在台中地區經營麵包事業多年的蔣先生，所製作的麵包口感特別細緻綿密。蔣先生引以為傲地說：「選擇能量好水發酵麵糰，烘培的麵包特別好吃。」

來自廣東中山的大陸新娘洗小姐，堅持每天在家以好水煮飯、滷肉、製作豆漿，甚至以好水澆種有機蔬菜、草莓。洗小姐的朋友很驚訝洗小姐家的飯特別香甜有嚼勁，滷肉也非常好吃。製作的豆漿不僅好喝，保鮮期可長達七天以上，即使放了十天，竟然還沒有餿掉。

洗小姐體驗喝好水後的變化，包括每天排便更順暢；排尿在馬桶累積的尿垢不見了；每天做完繁重的家務事以及運動後，都不再像以前那麼疲累。

從事藝術創作的余女士，也曾做過番茄試驗。發現以能量好水清洗過的有機番茄放在冰箱的冷藏室，兩星期後，番茄的新鮮感和硬度都能維持；另一袋未經好水清洗的番茄，在冷藏室僅一星期後就已經變軟，鮮度也大不如前。之後，每次買菜回來，余女士和她的家人必定以能量好水清洗後再冷藏，都能保持蔬果的鮮度。

◎說明

好水的功能和用途很廣泛，以好水來製作食物口感特佳，因為水是一般食物的主要成分，所占的比例常大於一半以上，尤其在製作豆漿、糙米粥、煲湯時更重要。坊間標榜健康的飲食店，常用自來水烹煮食物，喝出氯（漂白粉）的味道就不足為奇了。

享譽能量醫學的鍾傑醫師，曾試驗比較能量水和自來水所培育的綠豆芽的不同，發現能量水所栽培的豆芽長得又快又茂盛，外觀與口感都較佳。

其實，這類的試驗很容易做，可試驗以不同的水煮飯、煮粥、洗菜（可浸泡五分鐘）、發芽、泡茶等，體驗水的能量和生命力，常會有令人驚訝的新發現，且證實水質的重要性以及其廣泛的實用性。

中外書籍報導好水治病養生的見證非常多，此處所討論的都是第一手的資料和所見所聞，希望喚起大眾重視好水養生保健之道，遇到類似的健康問題，得以最簡單、最經濟有效的方法改善。

水乃生命之源，人之一生更離不開水。地球因為有水才有豐富的物種，是浩瀚宇宙中最美麗的星球。人類何等幸運居住在此一藍海綠地之中，願普天下的蒼生都有感恩惜福之心，為自己、也為後代子孫，珍惜水源、愛護地球。

水與食物在健康平衡的能量與信息

由百年來科技發展的趨勢，可以預言人類研究的重點，將會由化學轉向物理學；對人體、食物與環境的瞭解，由熱門的化學成分分析，漸次發展至物理性質的研究，例如，不同形式能量和波動的探討。

血液中的化學成分已經研究了許多年，「生物能」、「氣」、「磁場」顯然已是新的重要研究方向。

健康的身體，其化學與物理狀況都以動態的平衡和諧現象呈現。人體細胞內外的重要礦物質濃度、體液的pH值、體溫、代謝率、心跳血壓、呼吸率等，都在其狹窄的安全範圍之內，逾越此一範圍時，常顯示疾病狀態。

食物對於身體也具備藥物的效果，除了能供應身體必需的各種營養素，也可以影響體內的內分泌素，調整生理功能。

來自乳產品的色胺酸，可以影響體內血清素和褪黑激素的製造；酪胺酸和碘可以合成控制能量代謝的甲狀腺素。大量的碳水化合物，則會引起血糖上升，胰島素分泌因而增加，接著帶來一系列的生理變化。

因此，身體的長期平衡和諧必須依靠均衡的飲食營養。

維護身體的健康和諧，身體內外環境的狀況也非常重要。人體血液的礦物質和地球上土壤的元素，呈現相當大的關聯性。

人體依賴環境中的空氣和水生存，而水和空氣的品質足以影響人體健康。

古人所謂的「風水寶地」，都擁有好山、好水、好空氣，健康的

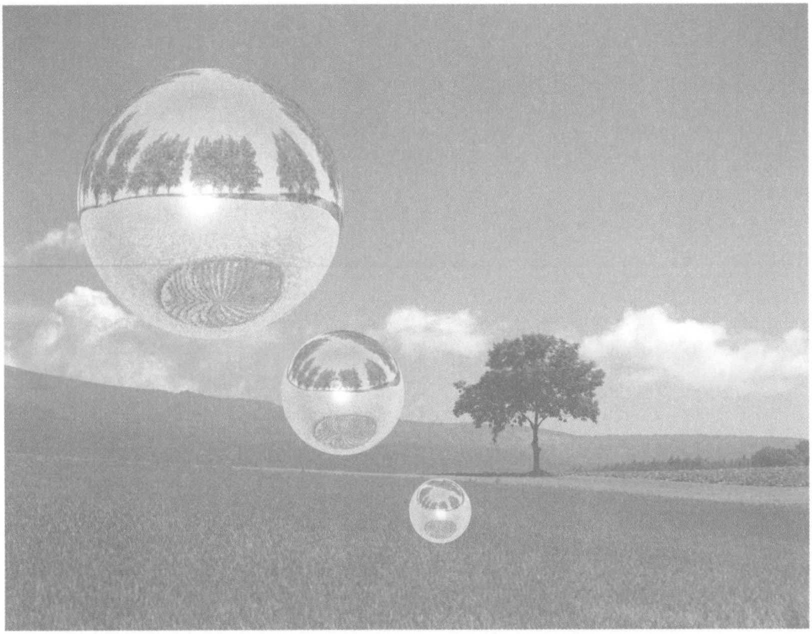

環境培養健康的人及動植物，自然「地靈人傑」。

現今環境污染已受到全球重視，孕育生命的水更是備受重視。人體內百分之七十是水分，一切生化反應都在水中發生，水的化學和物理性質與生命現象息息相關。看似簡單的水，有許多奇特的性質。

日本科學家以水的結晶狀態研究水和環境的互動，潔淨的泉水、河水在冰凍後，會產生美麗的結晶；污染嚴重的河水、自來水，則會失去結晶的能力。

水還會受到信息的影響，不同性質的音樂會顯著改變水的結晶，古典樂和聖樂會使水產生華麗的結晶，不同含意的標籤和祈禱，也會顯著影響水的結晶。

不同的水和食物有不同的波動能量，品質較好的水和食物，如礦泉水、蔬菜和水果，含較高的波動能量；黑曜石、電氣石、花崗石、白雲石等能改善水的品質，增加波動能量。

水有複製、攜帶、傳導信息和能量的能力，更說明了在同類療法中，水的重要功能。總結地說，水和食物都是維護人類身心平衡和諧的重要因素。

改善健康，水最快

古人相信「藥補不如食補，食補不如水補」，充分顯示了古人對大自然的瞭解，對養生保健的智慧。身體的組成百分之七十是水，因此水是身體最需要的營養素，缺水也最容易引起全身性的疾病，甚至細胞的基本功能都會受到影響。

平日養生保健就應該注意飲用水的品質是否良好，每天所喝的水的量是否能滿足身體的需要。使身體代謝正常運作，人體自然就遠離病痛，得以祛病延年。

預防生活習慣疾病

日本是注重養生保健的民族，其國民平均壽命為全球第一，遠優於當今以醫療掛帥的國家。日本人稱困擾現代人的慢性病為「生活習慣病」，就是在警告世人，如果每天的生活習慣無法滿足生命與身體的基本需求，久而久之必然生病。

現代人為了高標準的奢華生活，不惜日夜操勞，承受各種壓力，結果犧牲了睡眠、休閒、運動等生命的根本需要，飲食過量、暴飲暴食，完全違背了古人的養生哲理，許多我們祖先很少經歷的疾病，已成為現代人的病痛主流。

白開水就是身體的甘露水

談到飲食的「飲」，現代人愛喝的可不是白開水，而是可樂、果汁、咖啡、酒精飲料，這一類飲料進入身體，不但無法補足身體的水分，反而因為含有利尿物質而造成脫水。而慢性脫水正是現代文明慢性病的主要病因之一。

還記得碳酸果汁剛流行時，一些暴發戶就喜歡炫耀：「我們家不喝水，只喝果汁。」這話不禁令許多人「肅然起敬」。

白開水彷彿變成了窮人的飲料，然而，我們的身體並不在乎貧富貴賤，只要能滿足細胞的需要就好。當細胞長久得不到滿足，身體經常處在緊張應變狀態，久而久之自然就生病。

病痛乃是身體的求救警示，我們應該找出病因加以紓解，而不是只想用去除病痛症狀的藥物來鎮壓，否則結果反而會打亂了身體的代謝功能，產生難治的怪病。

當你身體脫水時，一杯白開水就是你生命的甘露啊！

生命需要基本的照顧

現代人的細胞基因和十萬年前的祖先幾乎一樣，也和進化論的近親黑猩猩有百分之九十以上相同。我們的遠古祖先和森林中的黑猩猩，每天的生活也是大同小異，生活內容主要是活動和休息，飲水和食物都來自大自然。

近百年來，人類的改變太快速，超過以前的幾十萬年，可是細胞和身體的需要並沒有變，仍然需要得到簡單的滿足。

生活在現代社會的人，能親近大自然的就比較健康；生活規律、愛運動、多吃自然當令食物、多喝好水的人，就顯得健康而精力充沛。

生活在世界知名長壽村的人，其飲食與生活都非常自然，就是最好的見證。

自然療法注重排毒

全世界都在流行以自然療法補現代醫學之不足，此已獲得良好的成績。自然療法注意身體的整體性，以自然順勢的方法，來幫助身體回歸正常功能，重拾健康。

各國傳統醫療接近今天的自然療法，醫護人員只是大自然的助手，幫助偏離自然的病人再回到原先身體應有的功能，也就是健康的狀態。

由於現代人身心都受到污染，所以自然療法相當注重排除身體之毒和情緒之毒。能幫助身體排毒的有效元素，就是生機飲食、生命活水、保健運動、睡眠與休息，這些仍然是回歸身體的基本需求。排毒的主角之一，水為先，也正是本書討論的重點。

先清後補，重拾健康

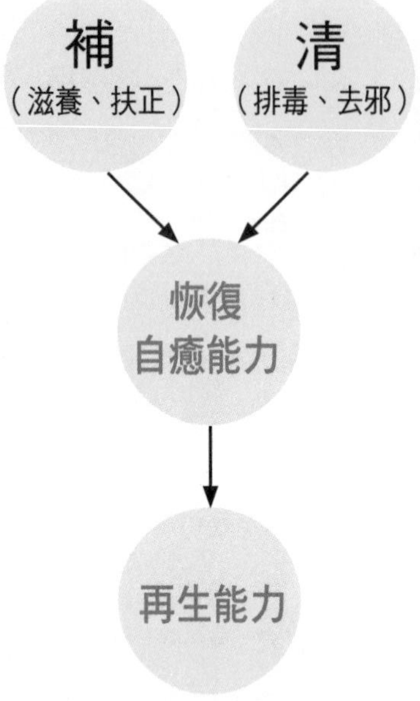

對飽食終日、運動不足的現代人來說，肉食太多、果蔬不夠，如果水分也沒喝夠，就會飽受便祕之苦。腸道如果多的是腐敗的宿便，許多廢物進入血液，血液就會骯髒黏稠。循環不佳，便會衍生出許多病痛，如高血壓、偏頭痛、腰痠背痛，甚至陽痿、冷感都會發生。

腸道的毒素和廢物，經血液的運送，會累積在細胞與臟器中。肝、腎等器官的負擔一旦加重，各種功能性的疾病就開始困擾現代人。西醫治療常令病人一輩子吃藥，而藥吃久了，其副作用又產生新的病痛，如此進入可怕的惡性循環。

由於空氣、水源、土壤、食物等都受到污染，生活其中的人類也逃不掉被毒害的命運，男女老幼不是「百毒公主」，就是「無毒不丈夫」，方今之計，唯有解毒、排毒為上策。

體內排毒水為先

體內的水分占百分之七十，進入體內的毒素主要存在體液和脂肪之中，體液不只量大，而且進出身體較容易，應為體內排毒的第一優先。

水的溶解力非常強，只要善於利用，就可以減少體內的毒素累積。如何選擇溶解力強的好水，將在「現代科技看水」的章節中討論。

只要每天喝夠了好水又能順利排出，應可把代謝的廢物帶走。我們可以反思每天喝的水，水質是否能適合身體的需要？喝水量是否足夠？以及喝水的時間和方法有無符合身體的律動？

水的吸收很快，遠比食物的吸收快且容易，食物必須先經過消化分解才能吸收，吸收的位置主要在小腸。而水在經過胃部時，就已經開始吸收進入血液，迅速進入身體。小分子團的好水，吸收更快。喝水之後，可以感覺一下水在胃部的停留時間，分子團大的水在胃部停留時間較久，感覺不同。

小分子團的水和舌頭味蕾的結合比較密，因此口感較佳。水的口感與水溫也有關，涼水比溫水好喝，中醫保健不贊成喝太冰的水，尤其冰水喝得太快，影響攝氏三十七度的胃腸及其周邊器官，溫度變化太大將造成負擔。愛喝冰水的人可以慢慢地喝，在口中停留久一點，溫暖一下再喝下去。

號稱可以幫助身體排毒的商品很多，水卻是價廉物美，最容易取得，效果最好，也最能清除累積在每個細胞內的毒素。可惜，世人常忽略了水的重要性而不懂得珍惜。在整個宇宙中，像地球這樣有豐富水資源的星球極少，世人應多愛護、疼惜美麗的地球。

三通都順暢，快樂似神仙

每天如果排便、小便都很舒暢、血液在體內通行無阻，真是不亦快哉！然而，這些基本的生理功能，許多人卻無福享受。

媒體曾經報導，台灣最暢銷的藥就是輕瀉性的藥，可見受便祕之苦的人非常多，從二歲至百歲的人都有可能。導致便祕的原因：水喝不夠、蔬果纖維攝取不多、腸道有害菌太多、運動太少、生活緊張以及體內燥熱等。糞便是每天的排泄物，必須含有足夠的水分，才容易順利排出。缺水的糞便太乾燥，不易排出，久而久之便可能造成痔瘡。

每天吃的食物，經細嚼慢嚥之後，很快由食道進入胃部，停留約四小時，此時水分可以被吸收，胃酸則主要幫助蛋白質消化。食物在小腸約停留四點五小時，是主要消化、吸收的器官。在大腸停留約十二小時、在直腸也約十二小時。食物由吃進到排出，在胃腸約停留了二十八至三十二小時，全程都需要有適量的水配合，水太少很可能便祕，水太多就可能腹瀉。

常便祕又不改善的人，腸道內常有數公斤的宿便，腐敗易產生毒素，是必須消除的廢物。

尿液中的水來自吸收之後經過體內代謝生成，溶解了許多代謝後的廢物，容易滋長細菌，不宜在膀胱停留太久，所以常憋尿的人膀胱容易發炎。喝水少又常憋尿的女性，是膀胱炎的高危險群，慢性膀胱炎容易頻尿，造成生活與工作的不便。膀胱炎治療後容易再犯，可能造成一輩子的不方便，還是多喝水預防為宜。

收集尿液常是體檢的重要項目，存在尿液中的蛋白質、結晶、紅血球或白血球都反映身體的健康狀況。尿液如果太濃，顯示身體在脫水狀態，必須趕快補充水分。有時身體所缺的水不是一杯就可以解除，就可能要漸進地喝二至三杯水，少喝水的人常因不習慣而辨不到。

◎POINT…

血液中必須要有足夠的水維持血液在適當的黏稠度，生理功能方能正常運作。喝水不足造成血液過度黏稠，身體因應的結果往往導致便祕、頭痛、疲倦、血壓高、身體過敏、氣喘、胃灼熱等病痛，如不改善，久而久之，背痛、關節疼痛、心絞痛等也都可能發生，整個人的體質都會改變。

身體缺水、脫水的人常會在飯後頭痛、想吐。飯後身體內的血液流向胃腸幫助消化，再加上血液黏稠，造成腦部缺血，就會同時缺氧或缺作為能量的葡萄糖，頭痛就在飯後出現了。如果在飯前半小時喝一、兩杯水，紓解飯後腦部缺血現象，頭也就不痛了。

早上一杯養生救命水

腦部缺血如果發生在早晨，就可能引發後果嚴重的中風。醫界都知道中風發病時間以清晨最多，尤其當冬季寒流來臨時，更是心血管疾病的好發時期。老年人怕夜間頻尿，晚飯後就很少喝水，十小時後的清晨，血液的黏稠度已相當高，寒流的低溫使血管收縮，如果早上起床太快，即很容易造成腦部缺血缺氧，中風的機率就升高了。同樣的情況，發生在冠狀動脈已經阻塞嚴重者身上，就可能引發心肌梗塞的心臟病了。近年來，心血管病的罹患年齡下降，中年甚至青年人都可能發生。

為了預防此一可能發生在清晨的悲劇，早上起床不可太急促，起床的第一件事就是喝一大杯溫水，沖淡濃稠的血液，同時做好身體保暖的準備。

◎POINT…

起床三部曲

1. 醒來時可在床上多躺一會，此時可以手互搓十次，再以手掌按摩臉部、身體以及腳掌心（湧泉穴）。

2. 再慢慢坐起來喝溫水，喝過了水可以梳頭髮八十一次。

3. 再緩緩站起來，開始一天的生活。此時，可以緩慢地再喝一杯水。

每天晚上睡覺之前就用保溫杯裝一杯溫水放在床前茶几上，清晨起床保暖的衣服也放在床邊隨時備用。

老年人體內水分已經減少，更因為渴的感知靈敏度降低，有時整天未喝水也沒有口渴的感覺，但是水還是要喝。規律的生活是長壽的關鍵，每日的飲食、活動、休息都要符合身體的自然律動，每日行禮如儀般的過日子，身體的壓力較小，體內代謝自然順暢舒適。

每個人都要有適合自己的養生主張，每個人的體質都不一樣，找出適合自己體質的養生方法，飲食有節、起居有序，自然能祛病延年。

喝水由「胎教」開始

以前的小學只蓋教室，少蓋廁所，不只廁所的數目不夠，而且衛生也不佳，於是很多孩子從小就怕上廁所，因此不敢多喝水，尤其女生更是辛苦，從小就養成了憋尿的忍功。

女性養成了少喝水的壞習慣，甚至懷孕時仍然喝水很少，身體已經習慣了長期的脫水狀態，雖然常因此而便祕、頭痛、經前痛、腰痠背痛，但是經常忍一忍也就過去了。可是，在胎盤中發育迅速的胎兒，每天發育生長的新細胞有百分之七十都是水，當來自母體的水分不夠時，胎兒從小就被迫缺水，導致先天發育不良，註定一輩子要多病痛。

人體的生化、生理、代謝反應都必須在水中進行，當體內水分充足時，身體的反應和功能都正常。一旦長期缺水，為了生存，身體會做各種改變調適，以「度小月」的方式應付，如果脫水現象長期未改善，身體的不正常被視為正常，脫水引發的疼痛症狀，都被以藥物處理。於是，簡單的問題被複雜化，一輩子就成了藥罐子。

奉勸天下女性，忘掉兒時憋尿惡夢，多喝水重新做人，享受無病無痛、健康的喜悅。尤其懷孕期更是「一人喝兩人補」，關心胎兒對好水的需要，讓胎兒不缺水正常發育成長。孕婦不宜喝各種科技水，要喝經過適當處理過的自然好水，才能保障母子平安。喝夠好水乃最佳「胎教」，是對孩子最大的祝福，為其打下健康的好基礎。

哺乳的母親更要喝足夠的好水，才能讓乳汁的量足、品質好。嬰兒除了喝母奶之外，也要補充額外的水分，溫白開水即可，不宜用糖水或蜂蜜水。嬰兒剛開始不愛喝水，多試幾次就習慣了。尤其提早喝配方奶的嬰兒，一定要補充水分；嬰兒不宜包得太緊，正常散熱有益健康。身體舒適的嬰兒多休息，少哭鬧，母親才不會緊張，也能得到足夠的休息。

從小養成喝水的好習慣

「命好不如運好，運好不如習慣好」，無論是好或壞習慣，都可能影響我們一輩子，而嬰幼兒期正是建立好習慣的最好時機，古人說「三歲看到老」，有其道理，尤其是飲食與作息，有好的習慣對健康很有益。

從嬰兒、幼兒直到青春期，正是人生成長發育的關鍵時期，對營養的需求迫切，如果偏食容易營養不良。在長高和長壯的過程中，水分的補充非常重要，以白開水最適宜。

幼兒與少年對咖啡因的代謝很慢，不宜喝含咖啡因高的咖啡、茶和可樂等飲料，可能太亢奮而過動。含糖飲料大多是熱量高而營養低，因口感好又利尿，常會越喝越渴，容易喝過量而造成肥胖。新鮮帶渣的果汁每天一至兩杯即可，不必加糖或蜂蜜，以當令的蔬果打汁，製成精力湯飲用，可增加每天吃水果和蔬菜的量，但是不可以取代每天必喝的白開水。其他含糖飲料或果汁少喝為妙，這些飲料常含太多色素、防腐劑、安定劑等添加物，喝了反而造成身體的負擔，增加毒素；或含利尿劑，反而使身體排出太多水分而脫水。

孩子飲食方面的不良習慣，大多是在家裡養成的，因此父母必須以身作則，少買不當的飲料和食物。愛吃洋芋片、喝可樂的父母，孩子也會跟進。偶一為之，尚可，吃零食成了習慣，就會影響正餐的胃口，造成營養不均衡，是肥胖兒童越來越多的重要原因。

孩子去上學、出去玩都要養成自帶白開水的習慣，就不會渴了而亂喝不好的飲料。當然，父母親也要有出門就一定帶水的好習慣，要求孩子就容易多了。

莫等到生病時才「多喝水」

我們常會對生病的朋友說：「要多喝水。」我們相信感冒了，被流行病毒感染，只要多休息、多喝水，身體就會痊癒。問題是：只有生病的人才需要多喝水嗎？如果日常就喝足夠的水，是否可以預防疾病的發生？答案是肯定的。細胞有足夠的水分，可以正常代謝，就不會生病了。

身體缺水、脫水時，身體承受巨大的生理壓力，無法正常運作，自然容易生病，這是自己造成的，怨不得別人。平常就應該多喝水，餓了、身體乏了、不舒服時都應該先喝水，一杯水下肚，就會感覺舒服多了，所以古人稱水為「百藥之王」，又說「藥補不如食補，食補不如水補」，真是經驗和智慧的結合，值得迷信科技卻不知養生的現代人效法學習。

渴了才喝水？太晚了！

不喜歡喝水的人，最愛說的話就是：「我不渴，不想喝水。」甚至某些教授也會說：「水，解渴而已。」好像喝水只是為解渴，對身體並不重要，這個誤會就大了，忽略了水在維持正常生理功能的重要性，最後可能面臨常吃藥的命運。喝水和吃藥，你願意選哪一項？

◎POINT…

人體內水分的總含量約占體重的百分之六十至七十五，一個七十公斤的人，體內的水分就占了三十五至五十二公斤，年輕的比年老的多，男人比女人多。

體內的水分主要在細胞內，占了總量的百分之六十至七十五。而在細胞外的液體，包括血液、淋巴和細胞周圍的體液，約為百分之二十五至四十。以上為正常狀況，當長期脫水時，細胞內的水分流失最多，可高達百分之六十六；細胞外的水分流失約百分之二十六；血管內的水分也會失去百分之八。為了保護心臟、腦部、肝、腎等重要器官，人體脫水時，循環系統會關閉次要的微血管，血壓就因而上升，可能引發偏頭痛、腰背痛，甚至心絞痛、胃痛、便祕等症狀。如果關節液流失了，就可能因關節炎而疼痛。

脫水引起的血液和體液的黏稠度增加，會造成過敏反應的組織胺的濃度也顯著上升，氣喘等過敏現象就容易發生了。

醫學研究證明，在缺水性的黏稠血液中，酵素和蛋白質的功能也下降，引發複雜的生理反應。不明病因的醫生往往只會開藥壓制症狀。

體內所有的生化、生理反應都在水中發生，因此身體缺水的問題可以十分嚴重，甚至致命。如果把脫水的狀態做疾病處理，只知消除症狀，反而傷害了身體。

◎POINT…

- 當約為體重的百分之一至二的水分流失，人就會感到口渴、疲倦；
- 約百分之四體重的水分流失，肌肉無力也失去耐力；
- 流失的水分達體重的百分之六時，感覺十分倦怠，甚至意識不清；
- 如果水分繼續流失到了百分之十至十二，將會感覺十分虛弱、心臟無力；
- 而到達百分之二十時，人已昏迷接近死亡。

體內水分每天約流失三公升，主要經由尿液、糞便、汗水、呼吸等方式離開身體。因此，每天大約也應補充好水三公升，以達體內水分的平衡。每個人水分的流失量都不同，受到體形大小、活動量、代謝率、環境溫度、喝水量等因素所影響。每天喝水應略高於流失量，以確保身體的基本需求。

先渴而飲，先飢而食

一千五百年前的道家養生大師陶弘景主張：「故養性者先飢而食，先渴而飲。恐覺飢乃食；盛渴乃飲，飲必過。」此一觀念歷久彌新，現代人也應遵守。在尚未感到口渴時就喝些水，還未飢餓之前就可吃些食物，以避免因口渴、飢餓而暴飲暴食。

現代的科學研究證實了陶大師的先知先覺，許多人渴的感覺並不靈敏，尤其年紀大的人，感到渴時，身體已缺水嚴重，需要好幾杯水才能補足，而一杯水只能暫解口渴的感覺。為了潤滑食物，方便吞嚥消化，口中常有口水唾液，因此嘴部並不容易感覺渴，以口渴來決定何時喝水並不恰當，應當「先渴而飲」，每天喝水也如同吃飯一樣，在醒著的十六小時內，規律地喝足二至三公升的水。

常常弄不清楚渴或餓的感覺，把渴誤為餓的人，就會多吃了食物，久而久之造成肥胖。怕胖的人，感覺餓時，不妨先喝水，往往就不會太餓，可減少太多額外的熱量進入身體。飢餓的感覺通常只有約十分鐘而已，喝杯水就舒服多了。當然，到了吃飯的時間仍然必須進餐，懂得定時定量，就不會過量，也宜遵守「先飢而食」的道理。真正飢餓時，血糖下降，體虛的人就會感覺衰弱不適，此時容易失去耐心，精神也不易集中，已不適合工作，必須盡快進餐。先喝湯，再吃飯菜，比較容易控制食量，不致過量。

醫界天使——伯門漢里醫生

《白色巨塔》的中文、日文小說揭發了醫界的權利鬥爭、唯利是圖、結黨營私的醜聞。其實，任何行業都有這類的事和這樣的人。有愛心的好醫生，古今中外都有，他們的共同之處是，都能做到「同體大悲、無緣大慈」，視病若親的情操；在醫學方面又能集各家之長，以救人為己任，博學多才，不會侷限在一門一派，協助人類追求健康的福祉。

在此，我要介紹一位傑出的水療專家伯門漢里醫師（F.Batmanghelidj M.D.）和他的傳奇經歷。

伊朗籍的伯門漢里在歐洲完成了醫學訓練，回到伊朗服務時，遇到了柯梅尼的革命政權，被捕下獄判處死刑。在牢獄中，伯門漢里以其醫者的愛心為獄友們治病，由於當時醫藥缺乏，不得已用水和鹽來治療，卻意外地發現，水在治療壓力、情緒、疼痛方面的疾病有奇蹟式的效果。於是，在獄中做起「水與疾病」的醫學研究，發表在西方的醫學雜誌。由於其優異表現獲得減刑出獄，後來移民美國，繼續推展水醫學，以簡單「多喝水」的水療法治病，幫助了非常多的病患。

他發現，困擾現代人的疾病，例如，便祕、偏頭痛、高血壓、過敏、氣喘、成年型糖尿病，以及身體的不適與疼痛，包括下背痛、心絞痛、胃灼熱、風濕性關節痛、孕婦害喜等，甚至於現代人過食所造成的肥胖，都可能與身體脫水有關。紓解之道就是喝水，而非吃藥。可惜主流醫學教育對於有關營養、水與健康、自然養生保健方面的知識都不夠，因而過度強調吃藥、打針、手術等治療手段，因不知病因，常使病情複雜化。

全球已出現反省的聲音，許多西醫也開始學習營養學、中醫、能量醫學、自然療法等。西醫雖然標榜科學，醫生是人，凡人都是自然的產物，而非科學製造出來的，同一所醫學院訓練出來的醫生表現並不一樣，影響醫術的除了醫學訓練之外，還有醫德、經驗、素養、生活知識、情緒、對人性的瞭解等重要因素。因此，成為一位好的醫師並不容易，因為醫師的作為關係病患的生死，醫師具有愛心和慈悲心，是起碼的條件。

如何警覺身體缺水

依照伯門漢里醫生多年的觀察，缺水與脫水引起的問題不只是口渴而已，還會感覺疲累、焦慮、憂鬱、沮喪、易怒、注意力差、睡不安穩、呼吸不順，甚至會夢到湖泊、河流、海洋，此時潛意識已暗示身體需要補充水。以上的症狀，一般人可能想不到只是缺水。可惜連醫生也不知道，因而可能造成誤診、用錯藥，醫生常會把簡單問題複雜化，想不到水可以當藥用，能治好很多病痛。但我們有智慧的老祖宗知道，稱「水為百藥之王」，所以才會提出「藥補不如食補，食補不如水補」的主張。

感覺不舒服時先喝一杯水

除了身體排水困難的心臟病和腎臟病患者，以及因血液中白蛋白太低引起水腫的患者之外，一般人水喝多了不會滯留在體內，會順利排出，並且帶走一些廢物。

因此，感覺不舒服時，先喝一、兩杯水試一試，也許病痛就不見了。不要先嚇唬自己，以為得了什麼大病、絕症。國人有小病跑大醫院的毛病，又愛迷信一天看幾百個病人的名醫。其實，大醫院是傳染病的溫床。美國曾經統計，約百分之五的病人在醫院可能被有抗藥性的金黃色葡萄球菌或綠膿桿菌感染，反而得了難治的病。所謂名醫，給病人的診斷時間太短，找不出病因，有的又有下重藥的毛病。

要改善健康狀況，先由喝水、飲食的修正做起，先做到多喝水、節飲食、慎起居，對紓解「生活習慣病」（慢性病）特別有效。自己要有保健養生的知識和主張，把身體照顧好，就是你對自己和家人的最大責任。由自然、簡單的養生做起，不要輕易接受終生服藥的觀念，成了藥商的搖錢樹。

近年來，美國出版了有關水與保健、治病的書，很受歡迎，其中伯門漢里就出了兩本，分別為《*Water for Health for Healing for Life*》以及《*Water Cures Drugs Kill*》。前一本，天下出版社以書名《喝水好健康》翻譯出版。

戴安・布區曼博士（Dian D. Buchman，Ph.D.）也出版了一本水療的經典書《*The Complete Book of Water Healing*》，內容很豐富，可供重視水療的保健人士參考。

本書的出版也是希望喚起人們對水的重視，瞭解自古至今，水對人類的巨大貢獻，以及水在維護、改善健康方面的重要角色，只要懂得善用水，許多的健康問題都可迎刃而解。

水具有讓身體、細胞正常化的神奇力量，使受到傷害的身體重新得到自我痊癒的能量，因水具有孕育生命的能力，自然也能夠維護及修護身體。

如何健康飲水

我們每天該喝多少水？怎麼喝？喝什麼水？

每天應該喝多少水受許多因素的影響，如氣候溫度、代謝率、年齡、性別、食物的量、身體表面積、其他飲料、身體狀況等。一般的建議是六至十杯水（每杯約二百五十毫升），約一千五百至二千五百毫升，也有建議應達每天三千毫升的。

每天吃的食物都要溶解在水中才能消化、吸收、利用。因此，每天吃的食物量會影響體內的需水量，每天體內分泌的唾液、胰液、膽汁等就有二點五公升，其中水也是主體。因此，食量大的人水必須喝得多，過食者可能也喝了果汁、牛奶，但真正的水卻喝得不夠，血液的黏稠度高，容易生病。

◎POINT…

建議喝水量應比照攝取的熱量，每一千大卡的熱量進入身體就必須喝一公升的水。女性每天的熱量攝取平均約為二千大卡，男性平均約為二千五百大卡。因此，女性每天應喝水二公升（八大杯），男性二公升半（十大杯），活動量大的可喝三公升。

一般人喝水大多不夠，尤其是女性。現代人喝較多的牛奶、果汁、含糖飲料，這些飲料在體內的功能和水是不一樣的，無法取代水，因此不算是水分的補充。咖啡、濃茶、啤酒、烈酒等利尿的能力很強，反而會帶走更多的水分，易造成身體缺水。

並非所有進入體內的液體都是水，有的含太多利尿成分，有的甚至會使血液更黏稠混濁，並不具備清潔身體、運送氧及營養的功能。其實，水就是很好的利尿劑，喝多了水，小便自然多，而且水的溶解力強，同時可把尿酸、丙酮酸等酸毒帶走。

現代人都怕鹽，聖經中所稱「生命的鹽」是何等重要榮耀的事，然而，為什麼鹽被現代人指定為高血壓的重要原因？這也是因為水喝得不夠，才突顯出鹽的問題，我們只要喝夠了水，就可以把多餘的鹽分排出身體。

如果每天喝二至三公升的水，十八天之後就喝了三十六至五十四公升的水，幾乎等於一位六十公斤至九十公斤人士體內的總含水量。所以，只要喝夠了水，十八天後，體內的水分幾乎可以全部換新，等於脫胎換骨，重新打造了一個水噹噹的自己，所以說「改善健康，水最快」。

每天應該飲用的水量可以平均在除了睡覺之外的十六小時中飲用，如果以一天平均飲水二千五百毫升（一毫升等於一C.C.計算），約等於每小時一百五十六毫升或每兩小時三百一十二毫升。早晨宜飲水多，晚上可以喝少一點，避免夜尿的困擾。

喝水瘦身法

怕胖的人可在餐前半小時至一小時之間喝一杯水，以降低飢餓感，餐後兩小時再喝一杯水，就不會影響消化。每天下午三至五時是中醫的膀胱經時間，也可多喝一杯水。睡前二或三小時喝杯水，可預防血液太黏稠。

每天喝的水仍以經過合理過濾處理後的自然水最安全、最適合身體的需要。科技水和醫療用水，各如其名，有其特殊用途，並不適合人類長期飲用。

水是萬藥之王，也是體內最重要的營養物質。當你身體不舒適時，不妨喝一、兩杯水試試，享受一下來自大自然的神奇祝福。

由於生活習慣和飲食內容的快速改變，造成了人類史上最多的肥胖、心臟病患、糖尿病人、過敏患者、癌症……我們的祖先很少罹患的病。先進國家花費了空前的資源從事醫療照護，可是效果有限。民眾必須反省改善生活習慣、尊重自然法則，才有希望。

◎POINT…

特別強調，身體無法正常排尿的病人，例如，心臟病患、腎臟病患和水腫患者，必須遵照醫生的指導，不可任意喝大量的水。

如何選擇優良合適的淨水器

市面上的淨水器種類很多，在強力促銷之下，一般民眾選擇不易。在此提供一些簡單的建議，方便需要淨水器的讀者參考。

淨水器製造的水乃自然好水，而非工業用水

經過淨水器處理過的水，其品質應接近健康好水的標準，具備十項優質條件（見三十二頁）。

因為具備這些優質條件的水，才是真正符合身體的需要，身體不適合長期飲用一無所有的純淨水，這樣的水適合工業用或化學實驗室用，各種商業淨水器處理過的水，各有適合的用途，但並非全部適合人類日常飲用，若長期飲用，健康堪慮。

選擇解決問題而非製造問題的淨水器

淨水器必須符合環保要求，不製造廢水、不浪費能源。因此，需要插電的淨水器耗費能源，製造廢水的淨水器浪費珍貴有限的水資源，都不環保。這類的淨水器處理過的水接近一無所有的純水，不是適合人體長期需要的自然好水。促銷這類淨水器的人最愛強調：「水只要純淨就好。」缺乏對水資訊瞭解的專業素養。

推廣淨水器的人應瞭解各地水質的狀況

全台北、中、南各地水源不同、水質各異。推廣淨水器的人應具備基本的專業知識，瞭解各地水質狀況，設計出適合的濾心組合，而非不管各地的水質，只用一種淨水器，這類的淨水器常只能製造一無所有的純淨水。

水機的淨化功能過猶不及，不必迷信高科技

許多商業化的產品常以高科技為形象包裝，誤導民眾購買不必要的商品。例如，標榜太空人在太空用的淨水器，其實並不適合地球人使用，因為環境不同，需求自然不同。在沒有水源的太空，人類使用的所有水分，包括清潔用水、尿液等都必須回

收、淨化後再利用。因此，太空人飲用的水只能要求純淨，無法再要求其他條件。

住在地球上的人，環境比太空人好得多，水源也較充裕，自然不必使用太空人在嚴峻的情況下所使用的高科技淨水器。

水中並非只存在有害物質，也會有生命所賴以生存的物質，例如，礦物質和膠質等。水的淨化應適可而止，過度的淨化會使水中一無所有，無法滿足生命的需要。

選擇有權威認證的淨水器

當你面臨選擇淨水器之際，感到自己有關水的專業能力不足，就可以藉助淨水器是否具有國際品牌和認證等條件作為參考。知名廠牌的淨水器及其所使用的材質應具備有公信力的國際認證。例如，符合美國國家食品藥物管理局（FDA）標準、美國國家衛生基金會（NSF）認證、歐盟品保安全認證（CE）、英國水務總處（WRC）認證、德國食品安全認證（SK）、美國聯邦環保署（EPA）認證、日本生命場總合研究所（LET）檢測等。淨水器製造商必須具備這類國際權威機構的認證，來肯定其淨水器的品質安全無虞。

瞭解所選擇淨水器的市場口碑

好的淨水器在其通路應具備品質良好、售後服務佳、價格公道、經久耐用等良好形象與口碑。

家中的淨水器可長久提供全家人安全、良質的飲用水，而且可能使用很多年，因此選擇時必須謹慎小心。

淨水器的濾心是否能夠滿足所需要的功能

詢問推廣水機業者一些問題，以確定其是否具有你所居住地區水質的專業知識，以及該地區所需要的淨水器應具備的功能。例如，濾心的過濾能力、抑菌功能、硬水軟化、除氯、除重金屬、除味等功能，以及所用材質是否屬於環保可回收的材質。

濾心的更換是否方便、經濟

一般淨水器的濾心都必須定期更換，應瞭解濾心多久需更換一次、濾心的價格是否公道，以及更換是否簡便易行，不必再支付額外的費用。

購買淨水器和後續的濾心都是一筆不小的花費，如果以可使用的時間來考量，每天所支出的淨水費用是否經濟實惠就很清楚了。每天喝好水的代價其實並不高，沒有必要買過度昂貴的淨水器。

並非越貴的淨水器效能就越高，不要被不誠實的商業噱頭所蒙騙。

以上對選擇淨水器的建議都是些常識性的問題，每個人都能瞭解，而且非常實用，並不需要多少專業的知識。因為淨水器的選擇關係全家人的健康，務實為本，不必買又炫又貴的機種。

賣淨水器的商家，所從事的是健康產業，馬虎不得，必須以誠實和專業為重。

全世界已漸漸進入缺水期，台灣地區也不例外，水源非常珍貴，絕不可污染或浪費。會製造廢水的淨水器，每年將浪費好幾座水庫的水，因此不符合節約用水的環保訴求，必將面對被捨棄或淘汰的命運。

能源的缺乏也是本世紀的重大問題，況且能源的浪費也是地球的重要污染源，如果不插電的淨水器組合能夠達到完善處理水的任務，又何必使用浪費能源的插電淨水器呢？

台灣地區的水資源雖然比不上加拿大等有冰山雪水得天獨厚的國家，但比非洲和未開發的國家仍然好許多。處在比上不足比下有餘的狀況下，我們雖然不滿意也不必驚慌，「莊敬自強，處變不驚」，珍惜、愛護我們有限的水源是當務之急，也是全民運動，因為台灣的水資源品質攸關每個人的健康。

水源的保護和自來水廠的盡責，都是維持水品質的重要因素。自來水廠處理後的水即使達到可以生飲的高素質，由於輸送水管線的年久失修，漏水嚴重，且管線破裂之處也會成為地下水的污染源。再加上水塔等貯水設施的防護不易，蟑螂、老鼠以及人為疏失都可能造成污染。尤有甚者，媒體曾報導有人在貯水塔中洗頭、洗澡，甚至在水塔內自殺腐爛，雖是個案，也駭人聽聞，噁心之至。但是，在自來水中出現昆蟲的殘骸，如蟑螂腿、翅膀等，已是許多人的共同經驗。

為了維護飲用水的品質，在自來水龍頭處裝設一具淨水器，對飲用水做最後的淨化處理，包括去除自來水廠殺菌所使用的氯，淨水器已成為每戶人家必備的設施。

因此，如何選擇合適的淨水器，已成為現代人養生保健的重要課題。希望本文所提供的實用建議，能協助每個人找到適合自己住家的淨水器，以達到善待水與善用水的原則。

2

水的神奇與奧妙

一切的生命現象和生化反應都必須在水中進行。
水可謂是地球上一切生命的源頭，
沒有水的存在，就不可能有生命。
因此，想要改善身體的健康，
如果能從改善體內的水分開始，就可收事半功倍之效果。

Live Water
Environmental
Healthy Life
Vitality
Energy of Water

飲食的多種能量觀

二十世紀科學家們對飲食能量的研究，主要是以熱量為主，以卡路里（Calories）或焦耳（Joules）為使用單位。隨著人類對浩瀚宇宙的日益瞭解、能量醫學的廣泛研究，以及精密儀器的推陳出新，二十一世紀對飲食能量的研究趨勢將更為深入、精闢、多元，這些都將有助於專家們更進一步探討飲食在人體生理方面的功能，而這方面的知識，對飲食的養生和保健應用非常重要。

食物的能量來自陽光

太陽光是地球生命的起源。

我們所熟悉的太陽放射出種類繁多的可見光和不可見光，決定了地球上動物、植物、細菌的起源、維持、演化和治療。

太陽光由多種能源所組成，包含宇宙射線、伽瑪射線、X光、紫外線、七種可見光、紅外線、無線電波等，其中只有一小部分能夠到達地球；儘管如此，卻創造了地球上千變萬化的各種生物，孕育了無限的生機。

美麗的地球，一年四季春、夏、秋、冬，以及每天日、夜循序地變換著，都肇因於地球和太陽之間的距離、方向和角度的差異。

人類的食物，有紅、橙、黃、綠、藍、靛、紫各種五彩繽紛的顏色，彷彿「凍結的光」，呈現出來自太陽不同波長、頻率的光線，以及所蘊含的不同能量。

食物的顏色代表不同的能量

有顏色的食物，其營養素的含量通常較為豐富。許多保健養生學者建議，以不同顏色的食物代表不同能量和營養的原理，來選擇每天該吃的食物組合，此稱之為「彩虹大餐」。

如果將紅、橙、黃、綠、藍、靛、紫、白、黑等各種顏色的食物平均出現在一日三餐和點心中，將有助於各類營養的攝取，達到營養大致均衡的目的。

我們常見的蔬菜、水果和豆類，呈現了五顏六色，例如，糙米等穀類屬黃色、奶和白肉類歸於白色、而海產植物多屬於藍、靛、紫色。

以不同顏色的食物組合，來達到均衡營養的方法，和中醫以五色和五味來調節滋養五臟六腑的哲理有異曲同工之處，都認為不同顏色代表不同能量。

中醫養生保健重視身體內外的和諧及平衡關係，強調「致中和」的理念，講究陰陽協調和五行互補，主張五色養五臟：綠色對肝、紅色對心、黃色對脾、白色對肺、黑色對腎。因此，綠色的菠菜、毛豆可養「肝」之氣；番茄、紅豆可養「心」之氣；玉米、黃豆可養「脾」之氣；白菜、蘿蔔可養「肺」之氣；黑色的芝麻、香菇可養「腎」之氣。

◎POINT…

地球上，日夜光譜的變化，由白天的紅、橙色，轉移至夜晚的藍、紫、黑色，我們的身體也由活動狀態，而漸沉澱，以至休息狀態。

所以，我們每天吃各色食物的次序，也類似日、夜的變化，早餐和午餐以紅、橙、黃、綠色的食物為主，晚餐則偏重藍、靛、紫色的食物，而且量要少一點，好讓身體漸漸進入休息狀態。白色的食物可以分布在三餐之中，也以少量為宜。

每種顏色每天可吃好幾種，以增加食物的多樣化，滿足身體對各種營養素的需要。

中國醫學的養生哲理已隨著針灸技術無遠弗屆地傳播，被世界各地的自然保健專家逐漸接受並推崇，還紛紛地著書立說，發揚光大。

美國的艾爾森・漢恩（Elson M.Haas M.D）醫生所著《四季健康法》（*Staying Healthy With The Seasons*），就是一本把中醫的五行和經絡理念，加上現代知識，應用於一年四季的保健好書。作者隨著季節的更迭，提出合乎時宜的飲食、運動、作息、藥草以及應該保養的臟器等。

由此可見，東方傳統的養生智慧經過專業人士的邏輯推理和科學整理，有朝一日將成為全人類保健的珍貴資產。

「光療」已被肯定

食物的顏色與能量的關係是一個新興領域，如今已見端倪。長期研究光、顏色與身心健康的美國賈寇伯・賴勃曼博士（Dr.Jacob Liberman）整合其超過三萬名患者的治療經驗，出版了《光—未來的醫學》（*Light:Medicine of The Future*）一書，闡述了「光」出人意表的醫療效果，為能量醫學注入了新願景。

顏色是由光衍生而來的放射光，可見光的波長約在四百至七百奈米（nanometer，簡寫為nm，一奈米等於10^{-9}米）之間。不同顏色的光會影響人體的內分泌系統，刺激或抑制賀爾蒙的製造。

光可用來治病，已被廣泛地接受，例如，以藍色光照射，可治療嬰兒黃膽病，也可以減輕關節炎的痠痛；以紅色光照射，可改善偏頭痛；而紅色光和藍色光可以增強運動員的體能；粉紅色的牢房可以達到平緩重刑犯的衝動等效果。

此外，不同顏色的光對自律神經系統也有顯著的效應。紅色會刺激交感神經系統；藍色則刺激副交感神經系統。

當在成年男性面前的螢幕分別照

圖（一）對不同顏色，血壓、脈搏、呼吸的變化

（Liberman，《光－未來的醫學》，世茂出版社）

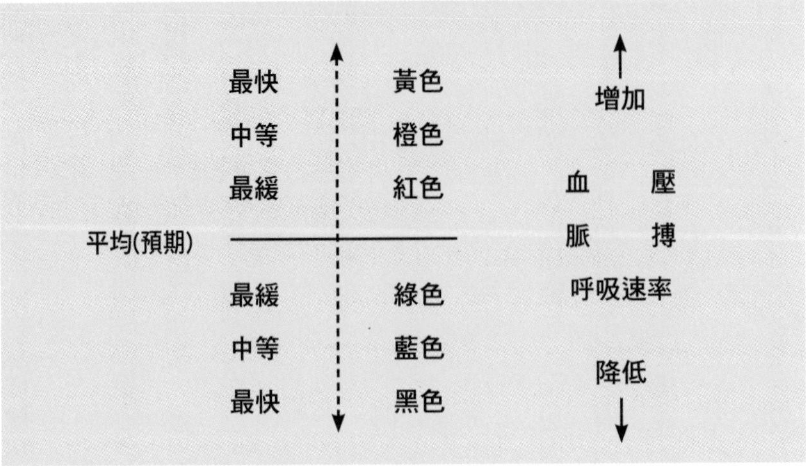

射紅、橙、黃、綠、藍、黑色光時，發現紅、橙、黃色光會增加呼吸、脈搏及血壓，尤以黃色光效果最強。而綠、藍、黑色則效果相反，有降低的反應（如圖一）。

顏色治療可以改善現代人的焦慮、恐懼、倦怠、沮喪等狀況，並且對精神壓力所引起的肥胖、酗酒、濫用藥物等症狀，都有良好的治療效果。

人類也有「光合作用」

眾所周知，植物藉陽光行「光合作用」。新的觀念認為，人類亦行「光合作用」，透過眼睛和皮膚，人體也能吸收光能，例如，皮膚在陽光照射下可以合成維生素D。

其原理在於人體所需要的維他命、礦物質和各種有機化合物，都有其最大波長吸收的特性。新的研究發現，維生素D有多種抗癌防病的功能。

藻類是「凍結的光」

光能是人類營養的源頭，在食物鏈中較低階級的食物，由光直接製造，較能接收光的全部能源，例如，綠藻、螺旋藻、紫菜、海帶、有機蔬菜、水果、五穀等，都是營養豐富的好食物。這些食物都具有很強的生命力，可稱為「生命的糧食」，也可視為「固態的光」或「凍結的光」。如果人類多攝取這類高能量的食物，就可以預防罹患各種的慢性病。

既然各種顏色的光對身體健康有不同的效應，相信具有不同顏色的光對身體各器官也會有不同的影響。

我們對此一大自然的奧祕仍所知有限，食物的顏色是否就是該食物所具有的特殊能量、營養素以及新鮮度的指標，猶待我們深入地研究和證實。

印度的傳統醫學認為人體由下而上有七個能量中心，稱為氣輪（Chakra），分別為海底輪、臍輪、太陽神經叢、心輪、喉輪、眉心輪、頂輪。

其相對應的內分泌腺體有生殖腺、腎上腺、胰腺、胸腺、甲狀腺、腦下垂體、松果體。各氣輪所代表的顏色分別為紅、橙、黃、綠、藍、靛、紫，這些顏色的頻率能量都可以調節各個氣輪。

「全光譜」的食物

大自然有其日夜週期的變化，每日旭日東昇時綻放紅、橙、黃色；夕陽西下時

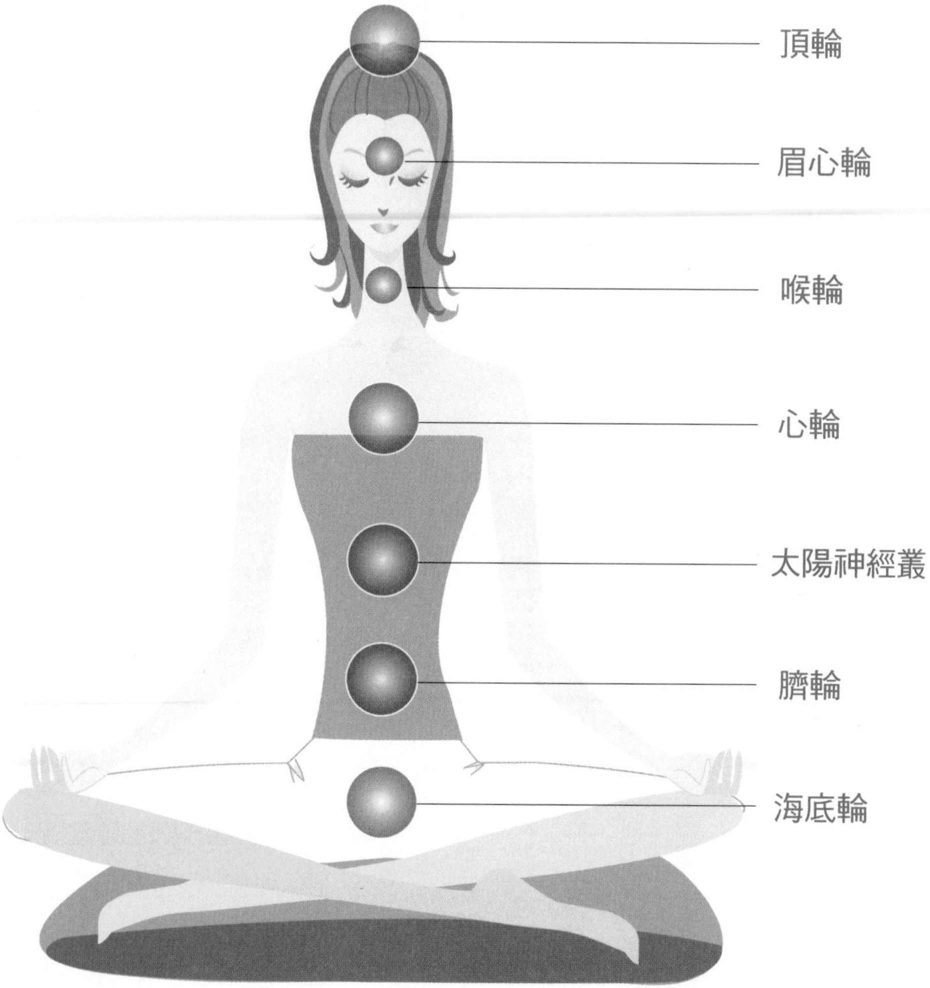
頂輪
眉心輪
喉輪
心輪
太陽神經叢
臍輪
海底輪

散發藍、靛、紫色。為因應身體各氣輪由下而上隨著陽光照射的韻律，卡白瑞・柯遜（Gabriel Cousens）博士建議，早餐以紅、橙、黃色的食物為主；中餐則多吃黃、綠、藍色系食物；晚餐則以藍、靛、紫藍以及金黃色的食物為佳，因為頂輪與紫藍、紫和金黃色都有關聯。

此種「彩虹餐」的吃法，特色在於以食物的頻率能量來配合大自然和身體的能量運轉，綜合各種顏色的食物成為「全光譜」的食物，達到以能量均衡營養的境界。

食物和人體的「電磁能」

自然保健學者相信，各種天然食物都含有其獨特的營養素、機能性成分以及電磁能量。經過近百年來的化學分析，對於食物中的有機和無機成分都已有相當的認識。

電磁能量的檢測由於難度很高，來自天然食物的電磁能量很微弱，必須以相當進步的精密儀器才能檢測出來。雖然此項重要研發工作才剛剛開始進行，資料仍相當有限，但研究的學者們都已經能夠體認到，其對食物保健功能的全面瞭解，將具有重大的意義。

為了能檢測出人體和食物的微弱能量關係，以協助疾病的預防和治療，科學家在德國、美國、日本以及台灣經過數十年的努力，終於有了具體的結果。

德國的伏耳醫師（Reinho LD Voll）於一九五〇年代發現人體有「電磁能」分布在細胞的內外之間，為頻率低而波長很長的電磁波。伏耳發現，人體「電磁能」變化的途徑與中國醫學的經絡圖非常相似，也因此，為中國的針灸經絡學說找到了科學的基礎。

經過多年的研究發展以及臨床驗證，加上生理學、量子力學和電腦資訊科學的進步，穴診儀（ESD）即應運而生。

◎POINT…

穴診儀利用微量直流電刺激特定穴位皮膚，誘導出代表體內器官系統所感應出的電磁能的量與質，可以測知細胞帶電情況與其微弱的變化。

國內醫界與學界的精英，崔玖醫師、鍾傑醫師、陳國鎮博士、王唯工博士、李嗣涔博士等人經過十餘年在生物能醫學的研究，在中外知名的期刊雜誌發表了多篇學術報告。

有經驗的研究者可以使用穴診儀查明受檢者體內的能量變化，以矯正其偏差，也可找出與受檢者「頻率」和能量相合的藥物。而其難能可貴之處，在於可以偵測器官未來的病變，在細胞體尚未出現病變之前，細胞間體液的異常狀況即可提早發現，這在預防醫學上有其重大意義。

現代人面臨生活品質劣質化，大多數人的經絡系統多半是不平衡的，而且常出現一些缺陷。

一九九六年，本人和研究人員以穴診儀進行生食苜蓿芽改善血液和經絡的實驗。受試者食用苜蓿芽六個月後，不僅血清膽固醇和三酸甘油脂明顯下降，在經絡方面，有循環、脂肪代謝、左肝經、左膽經等十二個代表點系統不平衡的情況也獲得改善。

重視飲食的「波動能」

二十世紀末期，健康科學家對食物的波動能量深感興趣，以穴診儀為基礎，研發了系列的儀器如MRAORIGINAL，用來檢測食物所發射的超微弱能量波動數值，作為界定食物保健價值的參考。

日本學者經過多年的研究，不只在儀器方面不斷改善，累積的檢測資料分析發現，健康的食品，如能提高免疫力、預防或治療癌症的食品，都呈現相對較高的波動數值。

自然界的好水、潔淨的泉水、山上的水，或經過花崗石、電氣石、中國白炭、備長炭等處理過的潔淨水，都有相當高的波動數值。

探討食物除了熱量以外，其所蘊藏的其他能量對人類保健非常重要。所以，隨著新科學領域的開拓，裨益了人類對自然界的瞭解，也提升了食物保健養生功能的研究境界。

儘管這許多的研究仍然只在起步摸索的階段，但其前景遠大，值得投入大量的人力和物力來戮力從事。

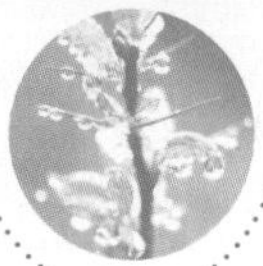

◎POINT…

波動數值高的食物有：

有機糙米、紅米、紫米、菠菜、青江菜、小油菜、各種有機蔬菜、秋葵、埃及皇宮菜、納豆、山藥、西蒙芋、蘑菇、奇異果、李子乾、巨峰葡萄、金柑、無花果、昆布、海帶芽、干貝、海參、蠑螺、海產魚類、砂糖、日曬粗鹽、高麗人參、蜂膠、靈芝、烏骨雞等。

而波動數值低的食品有：

白米、牛肉、豬肉、白菜、芹菜、高麗菜（可能與農藥有關）、小芋頭、鮮香菇、金菇、鯉魚、白鹽、白糖等。

以上所列的波動數值高低的食物種類雖然僅供參考，但也顯示出波動高的食品符合養生保健專家們常推薦的優良食品。

「波動能」和「水結晶」的啟示

回憶五年來所經歷的一些事，深覺不可思議，也不禁要感謝上天的巧妙安排，使我在身心靈方面的研究能夠漸進提升，更接近靈性的層次。

疼惜大地和眾生

這些年來，本人主動並積極地推展「生機飲食」，其原動力來自於對大自然的感恩和對人類的大愛。猶記得幾年前的一趟美國蒙他拿州（State of Montana）生機飲食之旅，深刻地體驗到好山好水和純淨的自然環境對我們的重要；也領悟到生機飲食絕非只有癌症病人才需要，唯有落實在每個人的日常飲食中，人們才能祛病延年，常保健康。

水是人體和食物中最重要的部分，所以研究生機飲食的同時，必須多瞭解水。水，在肉眼看起來是如此的單純，然而其內含的特性卻是超乎想像！所謂「水是一切生命的泉源」，水不但能孕育生命，好水還能維護健康、預防疾病，善用好水甚至可以治病。

每滴水都有故事

對於水的波動能和結晶的研究，把本人多年來在各種能量方面的興味和探究帶進了更寬廣的領域，豁然瞭解浩瀚多變的宇宙組成也只是物質和能量，兩者互相轉化，形成了五彩繽紛的世界。更奇妙的發現是，各種物質都有其獨特的波動能，一和水接觸後都會留下記憶，水就以各式各樣的結晶來呈現它的記憶。所以說，每一滴水都有它的故事，都是一段感人的史詩。

◎POINT…

水能養生治病

近百年來，流行歐洲的同類療法製劑，經過稀釋幾十萬倍後仍然具有療效，就是憑藉著水的記憶、傳遞、複製信息的特性。未來我國的中醫藥現代化，就可以參考同類療法的經驗，進而可以節省龐大的藥材。

水的結晶能反映語言、文字、照片、音樂等的意涵。如果有一天，人類能夠完全解讀水的結晶，就可以和水溝通訊息，那將是人類文明史上的一件大事。畢竟水在四十億年前就已經出現在地球了，我們說不定可以藉著水悠遠的記憶，探究得知地球和宇宙的史詩呢！

大愛與感恩致永恆

師法自然，人類應該向大自然之母學習的東西實在太多了；人類應該感恩、謙卑、大愛，才能達到天人合一，和大自然合而為一，享受大自然的最大祝福。

每個人的心中都擁有愛，可惜往往是自私的愛、欲望的愛、想要占有的愛……這些愛，容易造成傷害、對立、矛盾，皆非人類之福。向大自然表達的大愛是無條件的，絕對是無我的、寬厚的、包容的，是懂得知足的、感恩的愛。

水的波動能和結晶是來自上天的寶貴訊息，證實了天下萬物是聲息相通，並且息息相關的。我們若能以感恩的心來接納如此美好的訊息，就能豁然地超越生與死，成為大自然的一部分，得享永恆的喜悅與榮耀。

波動在哪裡？

從一顆小小的粒子開始

你是否曾經想過，當一塊美味的牛排經過無數次的切割時，最後會變成什麼樣的結果？當牛排切割到肉眼已經無法辨識的程度時，牛排會平空消失，就好像它從來不存在一樣嗎？

其實，宇宙的萬物，無論是有生命現象的有機體，或是沒有生命現象的物質，都是由眼睛無法看得見的微小粒子所組成，因此，我們才說宇宙本身就是一個粒子世界。既然所有的物質結構都是從粒子開始，那麼粒子又如何展開物質的形成之旅呢？小小的粒子又如何開啟宇宙，形成世間的種種萬物呢？

尋找物質的最原始

粒子的最基本單位是原子，原子是由不帶電的中子，和帶有正電荷的質子以及相對數量、帶有負電荷的電子所組成。

在原子的結構中，帶負電的電子，永遠環繞在中子和質子的外圍運轉，這種運轉已經產生了最基本的能；而原子與原子之間，透過正、負電荷間的吸引與排擠，又可形成線，並繼而擴成面。在線與面的形成之間，電子間的來來回回，就會形成波，波的形成與波的運動，就是依靠電子運動時所產生的能；而波的運動，同時也能夠產生能量。不同的波，就會具有不同的波長與頻率。

正因為物質的形成基礎是原子，而原子的存在本身，及其形成線、面時，都能不斷的產生能量，因此，宇宙萬物都存有能量的說法就不難理解了。只是這種能量有些可以形成更複雜的生命體，有些可以被人類的感官接收，有些則因為人類知覺無法感受到而被大多數的人類所懷疑。不管這些能量的形成是否可以見知世人，但能量對於生命體的影響確實是不容小覷。

宇宙萬物既是由粒子所組成，人體當然也不例外，不單是人，所有的生命體現象都是一種波動的表現。

當生命體維持正常的運作時，生命體的波動自然會呈現其應有的波動頻率，反之亦然。而波動產業科技，就是透過常態性地觀看人體的波動表現，並對照正常的人體波動現象後，再藉由各種波動產品在人體所形成的作用，將人體不正常的波動予以扶正，進而達到健身、養身的延壽目的。

值得注意的是，波動的變化是瞬息萬變的，因此，觀察人體的波動現象時，並不能仰賴單一的觀察紀錄，必須要進行常態性的追蹤。

雖然波動能量的量化，是近世紀的事，但人類運用波動能的養身觀念，卻行之久遠，中國古代的神農嚐百草，以及《黃帝內經》等醫藥傳說及文獻，早就將人體分為氣、血二單元；所謂的血，就相對於我們現在所說的物質性；至於氣的運行，就相當於波動能，因此可以說中國傳統醫學的基礎，也是建立在波動能的基礎上。

與能量共舞

生命即是波動能量的體現

從人類的視覺出發，這個世界真是一個花團錦簇、氣象萬千的世界，任何物體都以其與眾不同的樣貌呈現，然而，不論這些物體是以何種面貌來吸引別人的眼光，宇宙世間的種種還是濫觴於微小的粒子，他們正和更多超越我們所能理解的物質一樣，都是開始於小小的原子。

以複雜的人體為例，人體本身是由各器官或組織結合而成，器官或組織是由複雜的細胞結合而成，細胞來自分子的組合，而分子是由原子形成，因此像人體這樣結構複雜的組織體，還是得從原子開始形成。

人體既然始源於原子，原子又是由帶有能量的質子、中子和電子所構成，這些微小的粒子會不斷地旋轉，不斷的進行電子交換，因而形成不斷流進、流出的波動性質能量。正因為能量是以波動方式釋出，因此也可以以波動型態被捕捉。

波動無所不在

以人體的結構來看，原子結合成分子，分子則綜合各原子所放射的能量而放射出分子的能量。同樣地，細胞是分子的集合體，細胞也綜合了分子的能量，而釋出分子的波動能量。器官或組織則結合了組織內細胞的能量，釋放出各器官或組織專屬的波動能量。

這不僅說明各生命體都能夠以種種不同波動的形式釋放出能量，而種種看似無生命的物質，甚至更多超越人類唯物感官或現代科技無法捕捉到的個體，也都無時無刻在釋放出能量波；因此，從能量的觀點來看，宇宙萬物，無論是有形或無形，能動或不能動，其實都是具有生命力的。

由於宇宙萬物都能釋放能量、吸收能量，因此能量波是無時不在、無所不在的。正因為如此，人可以說是隨時都處於一個縝密的能量網中。由於人體也有波動能量，人體所放射出來的波，就與環境中的波產生了互動的機會，只要頻率相當，有些可以共振，有些可以消長，有些可以形成干擾，有些則彼此不來電，永遠不相往來。

而與人體可以互動的能量波當中，有些方便我們利用，有利我們生活上的便捷；有些能量符合我們身體所需，可以扶正我們自體的能量，成為我們養生的聖品；但也有些可能干擾了我們身體的能量，成為危害我們健康的殺手，例如，深入現代家庭裡的微波爐所釋放的微波等等。

波動能量的量化與利用

儘管能量呈現多種不同的來源，例如：聲能、光能、太陽能、位能、放射能……其屬性雖異，但因為都以波的方式運動、釋放，因此就可以根據波動的頻率及波長（波速＝頻率×波長）而被記載、被捕捉，甚至於被加以利用。

◎POINT…

透過電子儀器的規格化，一般人身體的運動波為三十至三十五赫茲，一個進入禪定、打坐的禪修者，其身體的振動頻率為六赫茲；而氣功師發功時，其身體振動頻率為六至八赫茲。

人體是一個複雜的結合體，由人所釋放出來的能量相當多，目前所能透過電子儀器記載比對的標準值超過上千個數據，一旦人體被捕捉到的能量偏離了標準值，人體可能就進入了疾病的狀態，或罹病的先兆。而能量科技產業所能提供的，就是尋找與人體能量可以共振的能量來源，並且可以扶正人體已經傾斜或有傾斜傾向的能量波，進而達到防病、療養的效果。

共振創造奇蹟——能量水和韋瓦第產生共鳴

什麼是共振？

什麼是共振？共振可以創造什麼樣的作用效果？想要瞭解共振，可以先來做一個簡單的實驗。

在繩子的一頭綁上金屬圓球，另一頭用手抓著搖晃，當手來回搖晃的速度過快或過慢，圓球都不會有明顯的搖晃，但是如果手與圓球搖晃的頻率一致時，圓球就會大幅度的晃動起

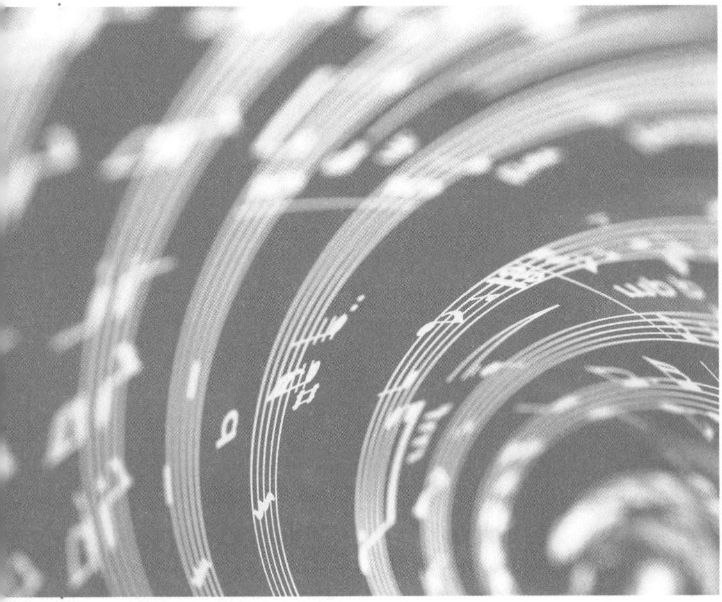

來，這就是共振所帶來的加乘效果。

這只是一個簡單的共振實驗，卻可以讓我們清楚的看見簡單的共振現象。

在大自然的共振效應上，其威力往往超越我們所能想像，其中最有名的論述，就是大家耳熟能詳的「蝴蝶效應」；至於南海大海嘯駭人驚悚的畫面，更是一幅讓人聞之色變的宇宙能量共振圖像。

當然，共振並非絕對是負面的，共振也可以創造許多美好的生活，人類情感的交流，更可以視為是一場意識波的能量共振。

音叉的共鳴與收音機的頻道放送

在整個宇宙當中，所有的物體都有能量的釋放和吸收，所以包含人在內的所有物體，也無可避免的是處於能量交織的空間裡。

因為能量以波的方式來往於四面八方，波與波之間只要頻率相當，自然就會產生共振，產生迴響。

例如，相同音頻的音叉會互相共鳴；家中的收音機，只要將接受器調整到固定的頻道上，就可透過接收器收聽千里遠的廣播公司所發出的聲音，而我們常說某某廣播公司頻道為某某兆赫或某某千赫，指的就是該廣播公司所架設的發射器，每秒所發出幾千赫或幾兆赫的聲音頻率。

共振音樂增加乳牛的乳汁分泌

近來更有科學家證實，讓乳牛收聽某些共振音樂，乳牛的分泌系統和這些音樂的頻率產生共振，便可以大量增加乳牛的乳汁分泌；而研究水的專家更發現，具有能量的水分子，在收聽韋瓦第的「四季」時，水分子也會產生不同的結晶狀態。

能量共振的故事，在許多與人的研究上，也常常讓人瞠目結舌，例如，在主人悉心照顧下的植物，即便其主人遠在千里外，也能和主人感受到同樣的緊張情緒，並且透過科學儀器顯現出異常的波動圖。

能量的存在雖然不容易透過肉眼來觀察，也常常被人類所忽視或質疑，但是宇宙間的所有物體，無論是有生命或無生命，都可以透過能量相互影響或相互干擾。

◎POINT…

以自己的善念群聚善良的能量

世間萬物間的能量往來繁複，互相關聯，也產生親密的共振關係，因此人應該時時保持善念。所謂「心想事成」，即指人的意念有不可思議的力量。

所謂的「物以類聚」，只有自己在意識上，時時散發出善良的能量頻率，才能讓善良的能量與自己共振，讓自己遠離不好、不善的能量，就好像每個人是一塊磁鐵一樣，可以吸引類似的人、事、物相聚。

天人合一，和諧共生

地球宇宙萬物間，彼此有相互的對應關係。例如，地球上光的來源——太陽光是由紅、橙、黃、綠、藍、靛、紫七種色光所組成，而在聲波上則有Do、Re、Me、Fa、So、La、Si七個音階相對應。

在傳統的印度瑜伽裡，把人體劃分為七個主要的能量中心：海底輪、臍輪、太陽神經叢、心輪、喉輪、眉心輪和頂輪（見一三五頁）。能量的開發由海底輪開始，海底輪對應的正是太陽光中可見光紅外線光波，至於最難以開啟的頂輪，則是對應於太陽光中最不可見的紫色光波。

人是宇宙中的小周天，宇宙是大周天，人與宇宙間的對應是相當明顯，而且不可置於宇宙萬物之外。所謂的「天人合一」，就是指大小宇宙和諧共生的關係。

滿足生命的活水

古人相信「水為百藥之王」，其來有自。人類從生命之始，水分便一直是最重要的組成成分，例如，受精卵中的水分高達百分之九十以上；嬰兒體內的水分超過體重的百分之七十；即使是呈現衰老之態的銀髮族，其體內也仍然含有百分之五十以上的水分。

值得注意的是，一切的生命現象和生化反應都必須在水中進行。水可謂是地球上一切生命的源頭，沒有水的存在，就不可能有生命。因此，想要改善身體的健康，如果能從改善體內的水分開始，就可收事半功倍之效果。

水是最佳溶劑

成年人體內的水分約占百分之六十，其中三分之二存在於細胞之內，剩下的三分之一則在細胞之外。而在細胞外液中的水，約四分之一存在血液中，四分之三在體液中，這一部分的水分是直接提供細胞養分和帶走代謝廢物的液體媒介，是討論體內酸鹼平衡時的主要部分。

一位六十公斤的成年人，體內約有三十六公斤的水分，其中約二十四公斤在細胞之內，約十二公斤在細胞之外。而血液中的血漿約為三公斤，其他的體液約為九公斤之多。

如果把重量換算成體積，一公斤約等於一公升。所以，想要維持體內有足夠的水分，每天就必須補充約二公升半（二千五百C.C.）的水，以滿足每天水分的流失，保持身體水分的動態平衡。

身體各部分水的滲透壓決定了水在體內，如上述的分布比例。水的滲透壓與溶解在水中的電解質有關，可以分為陽離子與陰離子。其中陽離子主要以鈉、鉀、鈣、鎂為主；而陰離子則有氯、碳酸一價離子、蛋白質以及濃度較低的有機酸、磷酸和硫酸等，其絕大部分的來源和營養素中的礦物質有關。

水能夠孕育生命，與其特殊的化學和物理性質有關。生命所需要的基本營養素都以水為溶劑，進行各種新陳代謝的化學反應；其所適宜的濃度則各有正常的範圍，過與不及，都不利於身體的健康。

生命現象在水中呈現

電解質在體內的分布和平衡會直接影響身體的功能，而陽離子和陰離子的數目恰恰相等，因此呈現電的中性。

陽離子中的鉀離子在細胞內液，而鈉離子在細胞外液和血液中。其中，會影響血壓的主要是鈉離子。陰離子中以氯離子最多，也在細胞外液和血液中。

調節體液和電解質最主要的器官就是腎臟，腎臟會排出身體多餘的離子或重新吸收缺乏的離子，以維持體內正（陽）、負（陰）離子於均衡狀態。

身體內的體液、電解質、酸鹼平衡都有賴循環系統、呼吸器官、排泄器官、神

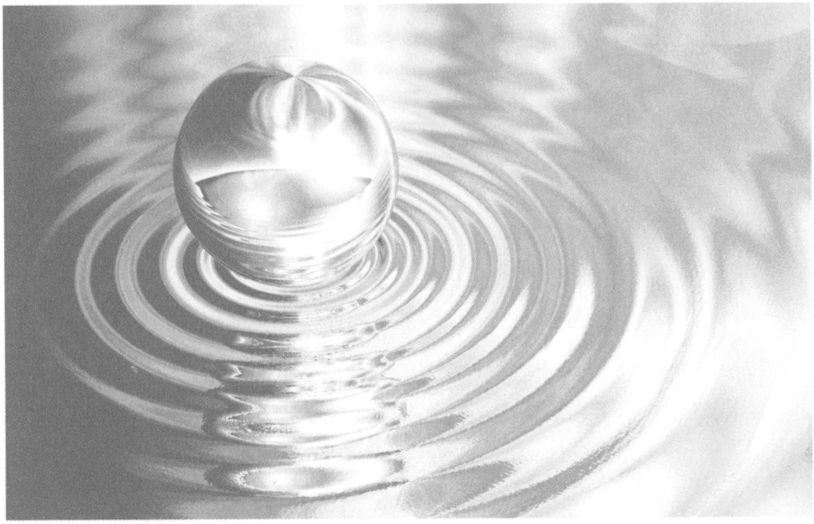

經系統和多種荷爾蒙的通力合作，以維持動態的平衡狀態，可以說複雜而巧妙。

除了飲用足夠的水之外，每日的飲食也扮演著關鍵性的角色。懂得養生保健的人，日常飲食有節、起居有序，自然能祛病延年。

現代人常常飲食過量、生活錯亂，身體的負擔過重，久而久之造成器官衰竭，無法再維持體內和諧的均衡狀態，於是各種惱人的慢性病遂成為現代文明病的主流。

血液和體液呈微鹼性。如果我們每天能夠飲用含小分子團及微量元素的微鹼性活水，讓身體能夠直接吸收利用，自然有助於減輕生理的負擔，而活得輕鬆自在，和諧圓融。

身體需要自然活水

我們每天所吃的食品可以略區分為自然食品和加工食品，有益健康的食品以自然食品為主。而我們對於所飲用的水也應該有類似的認知。

目前市面上，許多過度淨化的水已經使水中的礦物質和微量元素完全消失，往往呈酸性。這類的水為過度加工的水，淨化過程中常會製造大量的廢水，嚴重浪費水資源。這類的水或許適合實驗室或工業場所使用，但並不適合生物體的需要。

所謂的「淨化」，主要是把水中的病菌和有害物質除去即可，而不是使水中一無所有。

享有「流體力學之父」美譽的亨利・康達博士（Dr. Henri Coanda）以二十多年的時間探訪研究世界各地著名長壽村的自然泉水，讚為「青春之泉」。他發現，世界各地長壽村的水質都天然而優異，可以作為我們選擇身體所需要的自然活水的參考。

今日先進的科技能力，已經足以複製符合長壽村好水條件的自然活水。

一般人每天約需要飲用二至三公升的水，大約十八天左右，體內的水就可以換新；因此，選擇有益健康的自然活水就是確保健康的開始，非常重要。

古人看水

歷代的養生大師，對水都有透過智慧和經驗累積的記載，值得現代人學習、研究，甚至發揚光大，並且以科學來驗證，推廣重要的觀念，使人類受惠。

李時珍在《本草綱目》水部第五卷記載，強調水是萬物化生的源泉，土是萬物生長的根本。水本身屬純陰，而水的應用則為純陽。在天上為雨、露、霜、雪，在地下為海、河、泉、井。水的流動和靜止，寒涼和溫熱，乃不同的水氣水性所形成；水的甘淡鹹苦，是水產生的不同滋味。

人體依賴飲食而生存，營衛之氣的化生也依賴飲食。身體若水液散失則營血枯竭，水穀不入則衛氣消亡。因此，水的性味差異，防病治病的醫生們必須知曉。李時珍並將各類水中能做藥食用的水分為四十三種。看到這些記載，今日的營養學家和醫生都會感到慚愧，因為我們對大自然的生命之水不夠用心，也知道甚少。

西醫的發達及成為醫學主流只是近一百多年的事，在之前數千年的歲月裡，中國人所依靠的是注重養生、也注意治療的傳統中醫。由觀察、歸納累積經驗以及哲學探討奠基的中醫，注重整體醫學和病因的探討，維護中華民族綿延數千年。中醫在今天，已被肯定為全世界最古老和最有系統的醫學，全世界學習傳統醫學者都對中醫產生興趣，尤其是可以通氣脈止疼痛的針灸，已被納入科學研究之中。

世界古老的文化都有其傳統醫學，如印度、埃及、西藏等古國的傳統醫學，甚至藏醫、印地安醫學，也都有其獨到之處。由於西醫的設備昂貴，為了照顧弱勢和偏遠族群，WHO早已鼓勵研究及應用各民族的傳統醫學，以達到普及醫療的目的。

各國傳統醫學的特色在於觀察人與大自然的關係，治療的方法也大都以來自自然的草藥為主，自然界的水被用來養生和治病就是很好的例證，甚至提出「藥補不如食補，食補不如水補」的說法，足見對水的重視。

四季之水大不同

立春的雨水感受了春天升騰生發之氣，適宜煎煮發散表邪和補中益氣的藥物。

五月的梅雨也叫「黴斑」。此時氣候悶熱潮濕。梅雨水雖不適合釀酒，但可以製醬。醫療上可用來清洗瘡疥，消除瘢痕。

同為五月，五月五日端午這天的水就大大不同，當天午時的雨水積存在竹竿中被稱為「神水」，飲用此水可定驚安神、清熱化痰，能治胸腹積聚疼痛和蟲積。

李時珍認為冰是陰氣凝結的精華，乃水由柔轉剛的表現。養生大家陳藏器雖提出適度的夏冰可清熱除煩、貼熨腫脹之乳房可消紅腫疼痛，但也警告夏季暑熱不可過量食用冰水，吃冰時舒暢，但日久就會成疾，因冰水入胃，冰熱相搏易生疾病。

古人不主張吃冰雹，因為冰雹屬四時不正之氣，乃陰陽之氣搏結而成，而冰雹性鹹、寒，有毒。

露水乃陰氣凝聚而成之液體，深夜附於花草樹木之上，可於清晨收取。露水甘、平，無毒，稟受了金秋肅殺的特性，用來釀酒氣味清洌。煎煮飲用可潤肺，可用來調和治療疥瘡、蟲毒、癬病等症的散劑。

秋季在巴山西側偏遠地區有一種細葉的叢生草，凝結在小草上的秋露，味道如蜜，明目解渴，可治胸膈間的熱症。

到了冬季，冬霜、臘雪都各有可用之處。在陰氣偏盛之時，露水就會凝結成霜，可以雞羽掃集，於瓶中密封，置通風陰涼之處。冬霜可解酒、治傷寒鼻塞。

雪花有六瓣，六是陰的生成數，雪能洗去瘴癘之氣和蟲害。冬至後的臘月雪，可收集密封置陰涼處，備不時之用。臘雪能解熱毒之症、酒後發熱、黃疸等病，對季節性傳染病有效，外敷也可治療痱子，洗眼睛可消紅腫。臘雪水煎茶煮粥，解熱止渴。

立冬以後的第十天為入液，此期間的雨水或雪稱之為「液雨水」或「藥雨水」，適宜煎煮具有消導積滯作用，也有殺蟲之藥效。

水因環境而起變化

古人觀察於不同環境或物件取得之水有不同之特性，此一觀念類似西方的同類療法（Homeopathy）和花精療法。

一千五百年前南北朝時的道家養生大家陶弘景在其《養性延命錄》一書，所提出的「我命在我不在天」的養生觀念，足為現代人之師。陶弘景觀察在空樹穴和竹籬中的水（稱為上池水或半天水）可以袪邪氣、消惡毒、洗諸瘡。

陳藏器認為由槐樹空穴中收取的上池水，能治諸風、亞瘡、疥癬、風疹。由鮮花、菖蒲收集的露水，洗眼可明目。凌霄花上的露水不可用，會損傷眼睛。而韭菜上的露水每日用來外洗，可治白癜風。

◎POINT…

今天科學發現，水對它經過的環境有「記憶」的靈性，因此可以攜帶和傳遞信息。其實，古人和歐洲的同類療法醫生早就根據水的此一特性，用水來養生治病了。

李時珍發現，同樣的流水，在江河、溪澗、湖澤、塘堰中，用來入藥，效果不同；煮粥烹菜，味道也不一樣。

介紹一個有趣的病例，有一位治療小便不通的病患，看過多位醫生都治不好。後來，醫家張子和使用相同的藥物，但是把煎藥的水換成大河的急流水，患者服藥一劑就通暢了。今天看此一病例，大河的急流水，在流動過程受到岩石、彎曲河岸的各種激活，其水分子團較小，表面張力小而能量和滲透力都高，生理上容易吸收和排出，因此強化了藥效，效果也就出現了。所以，古代醫家在煎煮藥物之時所用的水，才會因病而異來作選擇。

《靈樞經》中記載，治療陽氣偏盛引起的目不能閉，所用的口服半夏湯，煎煮時用千里之外流來千里水。

唐代醫聖孫思邈認為源遠流長的江水，從不逆流而上，如用此水治療邪氣上攻的頭病，自能引邪下行，療效出現。

《肘後方》記載，治療服藥過劑出現的心胸煩悶，口服東流水一、二升可解。如渭水、沍水，都是千里東流水。

《醫學正傳》記載，急流水有急速下達的特點，可治療二便不通。順流水有柔順下趨的特點，能治下焦腰膝之證。而逆流水有迴旋衝逆向上的特點，適合用來煎煮具有發散和催吐功效的藥物。

陸羽用水烹茶，能區別各種水質而選擇使用。煮藥也宜選擇適合的水質。

古人懂得用物理方法改變水質

李時珍認為井水是地脈中之水，如同人之經脈血液一般，應取土厚井深源遠流長的潔淨水、寒涼的井水方可飲用。從井中剛打上來的水，能治療疾病，有利健康。

《河圖據地象》記載，九州的地理位置不同，各地井水的剛柔性質也不同。人類用水土來益壽延年，故用水應慎重選擇使用。

南陽的潭水周圍有菊，那裡的人多長壽；遼東的澗水兩旁長參，當地人體強身壯。揚子江的水適宜烹煮，淮蔡的水適宜釀酒。中國有條美酒河，就是川貴交界的赤水河，兩岸是中國美酒的故鄉，如茅台、瀘州老窖、郎酒、董酒、習酒等，都是在這一帶釀造。釀酒之水非河水，而是來自河兩岸的泉水，大詩人歐陽修即美譽「泉香而酒洌」。

古人對水的體驗，如主張長癭瘤的病人可以飲用生長昆布、海藻的水而使瘤消除；鹽水洗瘡可使瘡口癒合等，仍然可以通過今日的科學檢驗。

古人主張飲水治病，應用新汲的泉水，不可用停積的污濁水，否則反而損害身體。這類的觀察符合現代科技對水的瞭解。

◎POINT…

將流水二斗（二十公升），置大盆中，用勺向上高高地把水揚起，重複多次，如此反覆多次的動作，可將性質本鹹而質地沉重的水，變得味甘性溫且質輕，可補益脾胃。經處理過的水稱為「勞水」、「揚泛水」或「甘爛水」，常用來煎煮治療傷害陰症的藥物。

古人沒有現代自來水的方便，取水運水都不方便，因此對水多了一份尊重，喜歡觀察水，也懂得感謝好水。現代人用水大多方便，視水如無物，污染浪費非常嚴重，幾乎沒有一條經過鄉村、城市的河流、湖泊沒有被污染，甚至污染了地下水。

古人看到的水和現代人是不一樣的，古人有機會看到水的原始面貌，由水的觀察，學到了許多養生的經驗。而現代人的最大使命就是努力恢復水的原貌，如此水才能繼續孕育生命，維護健康。

古人煮茶煎藥都懂得選適合的水，現代人也應該懂得選適合身體生命的飲用水，才能做好養生保健的功課。當你在泡茶、製作精力湯時，是否注意到你使用水的品質？是否是生命活水？茶和精力湯，水分占了百分之八十至九十，是不容忽視的主要成分啊！

我們也應當學習古人師法自然的精神，對水多觀察、瞭解，多一份敬重，大自然才會給我們豐富的回報，才能接近天人合一的理想境界。

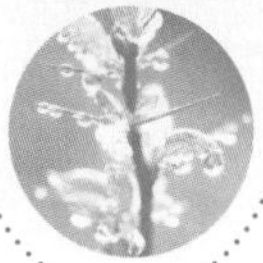

現代科技看水——揭開水的真相

雖然看似自然簡單的水，其化學、物理和生理性質都相當繁複深奧，不容易研究，正如科學家伯納爾所說：「正是水，這一最古老的自然力，使物理學家和化學家們一籌莫展。」可是，仍然有不少東西方的傑出科學家，不畏困難，長期研究，對水的瞭解做了偉大的貢獻，慢慢揭開水的神祕面紗。

自然界中無純水

水中常發現的物質有(1)氣泡和微小粒子；(2)離子態的電解質；(3)分子態的非電解質。

來自俄國的報導，在一立方厘米的自來水中可檢測到2×10^5個微粒，而號稱純水的蒸餾水中也有2×10^4微粒，以及微小氣泡。這些固體微粒子的成分，主要是鈣、硅和氧化鐵，此存在水中的微粒子對水質有相當的影響。

蒸餾水只是內容物微粒比自來水少而已，並非純水。當初製造蒸餾水的目的，是試圖以高溫使水沸騰，再把蒸汽收集冷凝成較純的水，以備化學和工業實驗之用。在台灣和日本的檢驗結果，發現市售的蒸餾水並不如預期的純淨理想。

純水不利健康

自然界並無純水，因此純水並不適合日常飲用。住在大都市的人常購買蒸餾水飲用，如果真正的純水進入身體後，反而會把體內或來自骨骼的礦物質和微量元素溶入水中，反而慢慢造成體內礦物質和微量元素的缺乏。

◎POINT…

人們普遍有一個錯誤的觀念：身體每天需要補充的礦物質和微量元素應該來自食物而非飲用水。事實上，是每天飲用水應該提供百分之二十的礦物質和微量元素。

缺乏礦物質和某些微量元素是現代人普遍的健康問題。今天，農業用的化肥強調氮、磷、鉀，造成作物缺乏其他礦物質。工業造成的酸雨，使土壤缺少微量元素，在這些土地上生長的作物也自然就缺乏微量元素。此外，加工食品的氾濫也造成這些營養素的缺乏，因為加工食品過分精製，往往在加工過程中，造成各類營養素的流失，流失率可高達百分之七十至九十九。今天孩子們如果過度喜愛加工食品及速食，將會造成嚴重營養缺乏問題。

如果每天吃的食物已經缺乏礦物質和微量元素，又喝蒸餾水和逆滲透等純水，身體缺乏這些營養素的情況就會更為惡化、嚴重。所以，喝純水的人必須補充這些缺乏的營養素。

水會受物理作用的影響

古今的研究都發現，水對所處的環境非常敏感，容易被影響而改變性質。物理作用中的熱、光、電、磁、聲等都可以影響水的分子群結構，而使水的性質變化。中國和日本都有人用氣功處理水，水分子群的確也因而改變，可歸類在水的物理作用。

本來物質就有磁性，物質的磁性與其分子結構和化學成分有關。磁共振學與磁靜力學都是重要的發展方向。

物質有電場和磁場，也可稱為電磁場。任何物質的原子都有帶正電的原子核和帶負電荷的電子，當電荷移動時產生電流，電流強度隨時間變化時，就產生了磁場。而磁場強度隨著時間變化，就會使電場形成。

電磁波譜的頻率範圍很廣，從3×10^{24}至3×10^{-2}Hz，其中頻率小於3×10^{2}Hz就是電磁場。在水系統的磁處理中，多使用低頻磁場。

遠在十三世紀，俄國已有磁化水用於醫療的紀錄。二十世紀，已成功地以磁化水治療傷口和潰瘍。在二〇和三〇年代，比利時科學家獲得了以磁化水降低鍋垢的專利。然而，可以用來治療的磁化水，未必就是適合每天飲用的水，科技用水有其功能，但必須應用在需要的地方。對一般的人，自然界的好水較為安全，這才是我們祖先千萬年來飲用過的水。

水是天生的電磁

水的分子式是H_2O，有一個氧原子和兩個氫原子，在氫與氧之間的電子對的分配，造成了一個水分子的氫偏正電而氧偏負電，一個極微小的單一水分子內就有正極和負極，就像一個小電磁似的。

水分子的構造，甲分子中的氫會和乙分子中的氧產生互相吸引的力量，被稱為

「氫鍵」。當許多的水分子在水中因為氫鍵的力量，形成大小不同的水分子群，就會對水的特性產生顯著的影響。

水的性質非常奇妙

在著名的「元素週期表」中，與氧（O）在同一族的元素有硫（S）、硒（Se）、碲（Te）和釙（Po），其原子量分別為氧16、硫32、硒79、碲128及釙210，這些元素因在週期表的同一族中，其化學性質相近。可是，當這一族的元素與兩個氫結合成為分子之後，氧與氫結合形成的水分子和這些同族元素與氫結合所形成的分子，出現了非常大的差異，而此一差異，使水具有孕育生命和維持生命的能力。

依照物理學的規則，物質的冰點與沸點和物質的分子量有關，其分子量較大者的冰點和沸點都較高，前段所例舉的物質，除水之外，都遵循此一物理規則。

例如，分子量34的H_2S在攝氏零下八十度結冰、攝氏零下六十一度沸騰；分子量80的H_2Se在攝氏零下六十四度結冰、攝氏零下四十二度沸騰；分子量129的H_2Te在攝氏零下五十一度結冰、攝氏零下四度沸騰，都遵循此一物理規則。

水分子量只有18，是這些物質中最輕的。依照規則，水應該在攝氏零下一百度才結冰，沸點應該在攝氏零下八十度。可是，在現實世界中，水的冰點是攝氏零度，沸點是攝氏一百度。冰點上升了一百度，沸點更上升了一百八十度，真正是一百八十度的大差異！

水的此一特殊物理性質，使水在人體內有穩定體溫的功能，在自然界又有調節氣溫的能力，因此海邊與大湖邊較內陸地區氣溫變化小，而冬暖夏涼。

當溫度下降時，水會出現緊縮而密度加大。可是，在攝氏四度至零度之間，溫度下降其密度反而變小，因此水結冰時，因密度小而體積膨脹。所以，南、北極的冰山都浮在水面上。水的此一特性，對水中生物在冬季的生存非常重要，否則水底結冰，水中的生物將無法生存。

前面章節提到有關水的表面張力及因而產生的滲透能力、吸附能力等，在生理上都有其重要意義。當你瞭解水的各種神奇特性，以及在大自然中所扮演極其重要又無法被取代的角色時，心中必定升起感動的敬慕和感恩之情。

師法自然改善水質

世界各地的長壽村都有好水，當地人的健康長壽已為當地的水做了最佳見證，因此這麼好的生命活水，可以作為水質不佳地區改善水質的標準。

本書在「長壽村的青春之泉」及「健康好水的標準」章節中，探討了在自然界的健康好水所具備的優良條件，可作為現代人選擇或改善飲用水的參考。

以微觀法觀測水

現代科技的優點在於其「微觀」的能力，已可以觀測到分子、原子的層次，因此水分子和水分子群都可以檢驗。「微觀」幫助我們更深入探究水的本質。在此介紹日本的松下和弘以核磁共振（NMR）以及江本勝對水結晶的有趣研究。

自一九四五年以來，NMR技術已被使用六十年了，成熟的技術已被廣泛接受，國內的大學和研究機構也有這樣的儀器設備。

使用NMR，可以觀察原子核，進而瞭解分子的狀態。對水分子團（water cluster）的觀測，NMR可以幫助測量水分子團的大小，含有幾個水分子。水分子團的大小影響水的品質、水的吸收利用、進出細胞的狀況，甚至水的口感等。

水是水分子的集合體，NMR可以觀測水的振頻，就可得知水分子團內的分子數目。水的振頻測量單位是赫茲（Hz），振頻的赫茲數越高，表示水分子團越大，所包含的水分子數目越多，作為飲用水則品質不佳。

◎POINT…

雨水、淺井水（一百公尺深）所測的振頻約為一百二十至一百四十赫茲。井水的深度二百公尺時，水的振頻約九十五赫茲。各地的自來水的品質與水源有關，一般約一百二十赫茲，約各十至十五個水分子。蒸餾水的振頻接近自來水，好的礦泉水振頻約九十五赫茲。長壽村的水振頻約為八十赫茲，屬於好品質的小分子團水，約含六至八個水分子。水的振頻少於一百赫茲，就是可以接受的好水。

水的品質可以改善

水源的品質不理想時，例如，污染、分子團太大等，都可以簡易的淨水裝置加以改善。

水的處理原則：簡單自然就好，不要解決一個問題又製造了更多問題。常見的錯誤觀念包括：

1. 為了怕污染而喝純水，去掉水中可能污染的同時，把好水中應有的礦物質、微量元素也全部去除了。

2.為了淨化水，用了插電的裝置，浪費寶貴的能源，違背環保原則。

3.淨化水的同時也製造了可觀的廢水，造成浪費，不符環保的基本要求。

4.為了商業利益，製造昂貴的淨水裝置，華而不實，太多不需要的功能。

5.迷信科學，卻忽略了自然的可貴，製造出不適合長期飲用的科技用水或工業用水等。

除了活性炭之外，簡單的陶磁濾心就有很好的效果，常見的如麥飯石、磁鐵礦石、電氣石等，都能釋放遠紅外線、微弱電磁波或溶解出微量礦物質及波動。經過這些濾芯處理過的水的振頻顯著下降，顯示水分子團變小。

好水呈現美麗結晶圖案

研究水與波動能的日本江本勝先生，研究水在攝氏零下二十度時結冰，在零下五度時以顯微鏡觀察水所呈現的結晶，作為單一檢驗水的方法。此一發現重要而有趣，受到廣泛探討。

加拿大的溫哥華和美國的紐約，自來水都來自北國的冰山雪水，在顯微鏡下呈現了美麗的六角形結晶。凡是河流的源頭、自然湧泉、南北極的水也都如此，呈現著美麗結晶。

人口眾多的大城市如巴黎、倫敦、上海等，以及河流下游有污染的地區，水就無法呈現結晶圖案。

令人特別感動的是，水對音樂有反應，聖樂、巴哈、貝多芬、莫札特、韋瓦第等音樂大師的作品，都能使水呈現不同的美麗結晶，而現代的重金屬音樂，則無法使水結晶。

最奇妙的是，有關祈禱的力量可以使原本遭受污染無法結晶的湖水，經過五百人祈禱或有德之士禱告一小時後，湖水開始呈現極為美麗的結晶。以上的事實，驗證了水對環境的靈敏感應，也反映了水的靈性和記憶的能力。

水是可以激活的

一潭不流動的死水，其水分子團比流動的水，如泉水、河水要大，水質不一樣。

松下和弘先生以NMR所測得的自來水、雨水、井水、瀑布水、礦泉水、天然湧泉、溫泉水，振頻都不一樣。

在原野流動的水，流動的過程有斜坡、河彎、大小不一的岩石等，有時會自然產生漩渦。這樣的水，因承受不同的力和衝擊，水的內部會因外力而分割成許多面，進而增加總表面積。衝擊和漩渦有時會使水產生共鳴作用，對水和其中的膠質會有充電和激活的作用。

水流經之處的聲、光、電力、磁力、振動和壓力，都會影響水分子團。以上來自大自然對水激活的力量，如今也可以在淨水裝置中經過精細設計而重現，並藉以改善水質。

多喝好水保健康

上述的研究都是自然界的水，因為環境的改變和科技的處理，都有可能使水質發生變化。水是健康維護的最重要物質，飲用的水如能符合大自然好水的條件，才是安全、適合日常飲用的水。

水進入了身體，就成為體內和細胞最重要的部分，參與一切生化反應和生理的活動，其角色無可取代。

每天所喝的水的質與量，乃是決定我們健康品質的重要因素。生命的活水是身體最重要的資源，重點在維護身體的正常運作。如果喝錯了水，如每天喝科技水或工業用水，就會成為身體的負擔，日久超出身體負荷時，人就生病了。

每天喝水時，應抱持感恩的心，向正在進入身體的水道謝，感謝它即將維護身體的健全機能。

保護全球的珍貴水源是環保運動的的重心，也是人類的神聖使命。畢竟，我們希望天下眾生和後代子孫都能享用大自然的生命活水。

3

追求好水·珍愛水資源

水為生命之母，也是細胞與身體的根本，
人類應師法自然，尊重生命之水的內涵，
不應任意改變，畢竟我們對水與生命的瞭解並非完全。
願每個生命都能得好水，
這是最基本、也是最重要的需要。
生命要健康、永續，端賴好水滋潤。
因此，水是生命的源頭，也是不離不棄的最佳良伴。

Live Water
Environmental
Healthy Life
Vitality
Energy of Water

由「三生有幸」看生命、生活、生態與水

追求身、心、靈整體的健康，是新世紀養生保健專家們重視的課題。他們不約而同地，強調「身心靈」和「精氣神」整體健康的重要性與其相互的關係，使現代人對自己本身的健康境界，得以更上層樓。

追求「三生」和諧

生命的需求本是簡單的，然而，人們的貪念和欲望迫使生活日趨複雜；而長久以來，對大自然的予取予求，更嚴重地傷害了地球生態。

「不知足」是現代人壓力的主要來源。於是生活忙碌、作息慌亂、充滿危機、寢食難安；表現在外的氣色是疲累、憂慮、煩躁、心神不寧，這些表徵都已經傷害了生命的本質。

為了自救、救人，我提出「滿足生命的需要、充實生活的內涵、尊重生態的自然」的「三生」主張。

滿足生命的需要

生命原本孕育於大自然，所以生命的基本需要，從大自然中就可以擷取。例如，人體需要的各種營養素，可以由六大類的自然食物中獲得，並不需要各種過度加工的食品。再舉例說，現代人體內容易缺乏的維生素和礦物質，可以由蔬菜、水果、五穀雜糧中攝取；可是現實生活中，我們想吃的可能是牛肉麵、漢堡、奶油蛋糕……長此以往，所養成的飲食習慣，只滿足了口欲，卻未能滿足身體數十兆個細胞的需要，於是逐漸衍生出各種慢性病。

事實上，滿足口欲和滿足身體的需要並不衝突。市面上，自然、營養又美味的食品種類很多，任君挑選，既可滋養身體，又同時可以滿足食欲。

充實生活的內涵

對生命而言，「愛」與「被愛」同樣地重要。可是對許多人來說，表現在日常生活中的卻是複雜的欲望。有些人總是無止境地追求名利和物欲，吝於付出愛和關懷，於是造成了情緒上的空虛、不滿、無助，以及越來越不快樂。

其實，在情感的表達方面，人們只需要真情流露、真誠相待，就可以和平相處。然而，由於自私和恐懼，阻礙了人與人之間情感的自然交流。人世間有太多的爾虞我詐、驕傲蠻頇、階級身分、利益衝突，這些矛盾最後往往訴諸於殺伐、戰爭、掠奪，來解決人們自己製造出來的競爭和對立。

物質生活越發達，人們彷彿離喜悅和幸福更遙遠。如果想要重拾生命的喜悅，每天開開心心過日子，生活就必須「簡化」。因為唯有簡單、自然、回歸生命的基本面，身心才能安頓下來，才能消弭人與心靈、人與人之間的衝突，真正享受和大自然和諧相處，天人合一的美好境地。

尊重生態的自然

生活簡化就不會慌亂無章；能知足，自然覺得生活充實；也因此，對大自然的破壞隨之大幅地下降。

多食用五穀雜糧、蔬菜、水果、菇類、藻類、豆類、堅果和芽菜，少食用肉品和蛋類，全球就不必耗費十倍的糧食來飼養家畜，人類糧荒的問題就可以紓解；另一方面，積極減少環境的污染，讓大地得以喘息、修護，再創蓬勃的生機。

如此一來，生命的需要得到了滿足，生活的品質得以提升，生態也回歸了自然；人和天地萬物和諧共享此一淨土，大地之母必能生機盎然，生生不息。

如何在每天的生活中能夠自然地獲得平衡、和諧，是我們每個人都應該學習的功課，也是「生命教育」的重要內涵。人類在生命、生活與生態之中都離不開水，以下試以水為範例，來檢試水與生命、生活、生態的關係。

以三生（生命、生活、生態）看水

水孕育了生命，好水是維持生命所必需。古人觀察水、敬重水、珍惜水，煮茶煎藥都懂得選擇適當的水。現代人的生活更離不開水，飲用、洗滌、沐浴是每天例行的事；工業和農業需要大量的水，也污染了可觀的水。現代人把水當成商品，從中獲取利益，卻少了份尊重和珍惜。水的污染，影響了整個生態系統，將危及人類的生存。人類必須反思對大自然的傷害，為了千秋萬世的子子孫孫，及時挽救孕育一切生命的好水，使生態系統得以永續維持。

第一個有生命的蛋白質就是億萬年前在海水中發生的，在水中演化成為複雜的生物，而且都離不開水。

人類的精子、卵子，水分就占了約九成。胎兒在羊水中發育，嬰兒靠奶水滋養，人一輩子都離不開大量的好水。當人體的水分減少時，不是生病了，就是老化了，更應珍惜攝取生命的活水，使身體恢復應有的健康。

人體的一切生命現象和生化反應都在水中發生，失去了水分，人體就成了乾扁的屍體。人類的文化也離不開水，各民族的古文明都在大河邊發生。搶奪水資源常造成戰爭。

健康長壽的人群所居住之地，必定有好水源，生命活水也具備一定的標準。好水的礦物質含量、溶氧量、帶電荷的膠質、表面張力、氧化還原電位等都符合生命需要。每天飲食之中，水分占絕大多數，水分的吸收也最快，在胃部就開始吸收。食物的營養素也必須溶解在水中，才能被吸收利用。身體的代謝廢物也靠水排出，每個細胞如果能得到必需的營養，又能排出所有的毒素，細胞就能夠健康長壽。

「藥補不如食補、食補不如水補」。因此，當身體病了，應該先由改善水分攝取做起，再調節飲食的內容和生活習慣。如果效果不彰再來用藥，因為藥都有毒，非正常身體所需要。

願每個生命都能得好水，這是最基本、也是最重要的需要。生命要健康、永續，端賴好水滋潤。因此，水是生命的源頭，也是不離不棄的最佳良伴。

水與生活

感謝大自然！水使人類的生活更方便、更舒適。自來水系統將淨化過的水運送到了每個家庭，人們的生活更離不開水，也更依賴水。

可是，人們並沒有更感謝水、珍惜水，反而把水看成是天上掉下來的禮物，享受它，也浪費它。

水為生命之母，也是細胞與身體的根本，人類應師法自然，尊重生命之水的內涵，不應任意改變，畢竟我們對水與生命的瞭解並非完全。

人類的習性，只要有利可圖就會膽大包天，以「人定勝天」的狂妄口號，做了許多只求近利，污染傷害環境的壞事。

水使人類的生活更舒適，夏天愛吃的冰棒、冰淇淋、剉冰；冬天喝的熱茶、熱湯。夏天游泳、冷水浴，冬天則蒸汽浴、熱水泡腳。楊貴妃的華清池、古羅馬的豪華大浴池，證明了古人就懂得享受沐浴之樂，愛享受的現代人更是離不開三溫暖、芬蘭浴、SPA。有錢人家，在家裡就可以有游泳池、大浴池，享受舒適豪華的生活，對有限的水源造成浪費。

西方的工業革命就是因為發現了水蒸汽鍋爐的力量，發明了水蒸汽帶動的火車，使人類的行動更方便、快速。其實自古以來，東西方都有開鑿運河的經驗，使各方的貨物都能因水而流通，靠方便又價廉的水力運輸，使貨暢其流。

然而，對水的生活應用，現代人就更奢侈了。不僅人類賴以生存的五穀雜糧和蔬果都是靠水的灌溉；人們更發現，只有多用些水，就可以讓畜牧更蓬勃，享受吃不完的肉、奶、蛋。殊不知，養一頭牛所消耗的水量，可以浮起一艘潛水艇，人類與動物排出的糞便，進入下水道排放後，便污染了江河或地下水。而且由於飲食過量，因此造成了肥胖、糖尿病、心血管病、癌症等文明慢性病。養殖業抽地下水更造成了地層的下陷。

為了追求更多享受與奢華的生活，生產更多的生活用品，必須發展石化業、化工業、電子業，每一項都需要大量的水，用過的水帶著難以清除的化學藥品和重金屬，污染了水源、土地和空氣。可見，人類的享受就是建立在對水的予取予求、污染、浪費上。人類真的需要過如此奢華的生活嗎？有心人士已開始反思。

水與生態

想起人與大自然的關係，真正應了「天生萬物以養民，民無一物以報天」，心裡總是希望結局不是「殺、殺、殺、殺、殺、殺、殺」，忘了七殺碑上的因果論。

水是萬物化生的源泉，與土地結合更生長了萬物。懂得利用自然資源的人類，對自然的浪費與污染也最可怕。水在生態系統中數量最多，受害也最深，幾乎所有的生態浩劫都與水有關。溫室效應破壞了氣候的平衡，颶風、豪雨、洪水、乾旱，都是起因於水的問題。

水孕育、滋潤生命，但也可以輕易摧毀、埋葬生命。「水本身屬純陰、應用上可為純陽」，是至柔，也是至剛。古人對水的認識超過今人，也懂得珍惜和敬重水。

水在地球上雖然數量龐大，人類生活可使用的淡水就有限了，適合每日飲用的生命活水更是稀少。

水與人的關係就是因果關係，人類的飲食都由水而來，也靠水幫助溶解、消化、吸收。人類追求奢華享受，污染了水，這些被污染的水已造成各種難治的疾病，現代人養生保健必先排毒，體內環保成了每個人的功課。

對自然不知尊重的現代商人，只要有商業利益就會不擇手段。水在這些人的眼中，也只是個商品，於是適合實驗室使用的蒸餾水、逆滲透水，醫療用的鹼性離子水等都被商人推廣成了每個人日常飲用的水，完全不瞭解也不在意這類科技用水長期飲用後，對人體健康的不良影響。

為了自救，更為了替子孫後代留下一片可生存的淨土，人類必須重建大自然的和諧、平衡關係。而這一切的有效捷徑就是由珍惜水、敬重水開始。

我們需要健康的好水

水是孕育生命的源頭，也是維護動植物健康的必需要素。人體內有百分之五十至七十的水分，細胞內也含約百分之七十的水，幾乎一切的生化反應均需在水中發生。人類每天的飲食中，也是以水分為主，成年人每天所需要的水量約為體重的百分之四，而嬰兒則為體重的百分之十至十五。

中國古代的醫學大家（如明朝的李時珍）和現代的西方科學家都肯定飲用好水與健康長壽有密切關係，並且宣揚好水在疾病的預防和治療方面，具有廣泛的功效。伯門漢里醫師（Batmanghelidj）在他的兩本新書中強調喝水不夠，是今日各種病痛的重要原因，用理論和病例報導以飲水調節改善高血壓、糖尿病、肥胖症、憂鬱症、關節炎、偏頭痛、胃痛等各類疼痛等。布曲曼博士（Buchman）在二〇〇二年出版的書中，舉列了以水療癒了八十一種常見疾病以及二十九種孩童的病症。以上的發現，在在證明古人「藥補不如食補，食補不如水補」、「水為百藥之王」的說法。

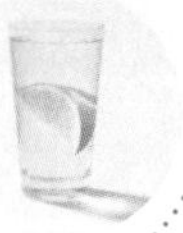

◎POINT……

水中可能的污染

1.常見的家庭廢水和人畜排泄物中的化學毒物、荷爾蒙和抗生素，至少有上百種，如清潔劑中的氯、磷或苯類。

2.農業、畜牧養殖業的農藥、殺蟲劑和抗生素等廢水排放。

3.淨水廠的鋁與各種凝固劑。

4.硫化物及戴奧辛都可能污染水源。

5.天然環境的胞囊蟲（cryptosporidium）及其他有毒藻害。

6.由水源至家庭間的管線污染。

一九九一年波斯灣爆發了舉世驚人的戰爭。在首日的戰場上，雙方的投彈量就超過越戰二十年來的總和。而這些彈藥所含有的重金屬汞、鎘、鉛、銅等波動，以每秒三十萬公里的瞬間高速衝向大氣層，整整繞行地球七圈半。事後科學家證明，地球上所有的水資源，都跟著在這一次戰役中飽受摧殘，沒有一條河川躲過這一次的污染。

可是，今天的環境和水源都遭受了空前嚴重的污染，包括農藥、化肥、糞便、尿液、酸雨、家庭廢水、工業污水、垃圾、加氯消毒、水管生銹、蓄水池滋生蟑螂、老鼠等。看到這些事實，注重養生保健的人不禁要問，這樣的水能喝嗎？到底是飲用水？還是廢水？長期飲用這樣的水，雖然經過自來水廠淨化處理，但真能滿足身體數十兆細胞的基本需要嗎？還是可能引起慢性中毒、過敏等健康問題？

口感可為安全把關

飲用水的口感具有重要安全把關的意義，水被污染後，口感常變壞，例如，當水中氯的濃度太高時口感變差，不適合飲用。

潔淨的水約在攝氏四度時口感最佳。水的口感與水的溫度、分子團的大小有關，與味蕾的接觸會受影響。小分子團的水口感較佳，健康好水不只順口，常會帶給人愉悅、解渴、舒適的感覺，這是來自大自然的祝福。

水的硬度與礦物質

水質中計算溶質多寡的單位，最常見的為ppm（百萬分之一），一ppm（mg/L）表示一公升（L）的水容量裡含有一毫克（mg）的溶質。以水中的鈣、鎂等離子來說，含量低於八十ppm的謂之軟水；八十至一百六十ppm之間視為中度硬水；一百六十至三百ppm為硬水；三百ppm以上為非常硬水。

一般家庭所使用的自來水，其水質的軟硬程度，雖然源自於水源的品質，但供水的管線設備與過程，也可能造成水中的硬度增高，尤其是硬度越高的地區，其管線的堆積率也相對增高，越容易造成水中硬度物質溶度的攀升。

以台灣目前的供水情況來觀測，除了宜、花、東地區，受於特殊地質環境的影響，屬於永久的硬水區域外，北台灣地區是屬於鈣、鎂離子溶度維持在八十至一百六十ppm之間的中度硬水區；中部地區則介於一百六十至三百ppm之間，越往南走，水質硬度越是明顯增高。過去在高雄鳳山地區所取得的用水，其硬度甚至高達七百ppm，這種個別飆高的現象，說明了家庭用水的水質，不但受到水源水質的影響，甚至於受制於管槽的設備與品質。較令人憂心的是，水庫的水質可以受到廣泛的監督，但流出水庫到水龍頭打開的那一段路程，卻是無法可管，也正是污染源最活躍的一段路程。

硬水與軟水對身體的影響

硬水好？還是軟水好？這是長久以來一直爭論不休的問題。過去主張軟水優於硬水的人士認為，水中過高的鈣、鎂離子可能導致結石性的泌尿病變，因此主張應該全面性飲用軟水。

不過，近來的醫學研究卻顯示，鈣、鎂成分的攝取不足，會造成心血管的疾病。鈣對於血管壁肌肉細胞的收縮有很重要的影響，如果鈣的攝取不足，容易導致血壓升高。與鈣關係密切的鎂，也是人體中不可或缺的元素。鎂的溶度如果不足，可能導致神經細胞和肌肉細胞的不穩定。另外，根據美國的醫學報告顯示，鎂濃度過低，會造成心跳不正常、血管痙攣，以及器官供血不足等現象，嚴重時還可能造成心臟病及猝死等。事實上，水中鈣、鎂濃度的過與不及，都可能造成身體上的負擔。

◎POINT…

水專家們建議鈣、鎂離子在五十至一百五十ppm之間是軟硬適中適合飲用的好水。除鈣、鎂離子外，微量的鐵、鋅、碘、氟、銅、硒、鉻、鈷、錳、鉬等微量元素，每日水中的含量約需為人體需要量的百分之二十。

好水的酸鹼值應接近微鹼性

健康好水的酸鹼值不應太酸或太鹼，如能接近人體血液和細胞內液的微鹼性較為理想，身體可以直接利用而不會造成負擔。

人體的酸鹼值

人體血液的酸鹼值大致維持在pH七點三五至七點四五之間，如果酸鹼值低於七點三、甚至七點二以下，身體就失常了。因此，維持體內酸鹼值的穩定，對身體來說，是一件相當重要的事情，體內酵素的活性就與酸鹼值有關。

會影響體內酸鹼值的因素，除了身體本身的代謝能力外，外來的飲水和食物也是重要的關鍵。

一個人如果長期使用偏酸性的食物，尤其是身體仰賴最甚的飲用水，一旦這些水到達人體的血液裡，人體的神經中樞就會下達指令，讓身體釋出鹼性最強的鈣質來與之中和。日復一日，如果鈣質的攝取不足或因其他因素造成鈣質的吸收不夠，就會因為缺乏鈣質而導致骨質疏鬆。

讓身體沒有負擔的飲用水

既然人體血液的酸鹼值必須維持在pH七點三五至七點四五之間，選用飲用水時，更應該要以這個酸鹼值的標準來考量，因為只有直接選用微鹼性的水，才能免除身體的負擔，才能讓身體有效的吸收，且容易運用這些「水資源」。更何況，現代人大多習慣過量食用魚、肉、加工食品等偏酸性的食物，為了代謝這些食物，體內礦物質的流失已不可避免，因此為什麼要選擇讓身體最沒有負擔、pH值最貼近人體需要的飲用水，其原因就容易理解了。

水中的溶氧量

氧的燃燒作用

當體內獲得了食物的供應，氧就會主動將其「燃燒」，將這些食物轉換成身體所需要的能量，以維護身體的正常運作。身體裡頭的「氧」是如何進入到我們體內，並且在體內進行如此重要的生化反應？一是透過我們的呼吸，經由呼吸系統進入我們的血液；另一個途徑就是透過我們的食物和飲水，藉由消化系統的管道進入血液裡。

氧氣一旦進入血管內，就會和紅血球裡的血紅素結合，並且將氧氣運送到全身各部分組織或細胞，以供給細胞內粒線體進行能量的轉換。血紅素的重要成分是鐵，氧就是透過與鐵的結合，才能由紅血球運送到全身的。

活性氧的矛盾

身體氧氣不足，固然有礙人體的代謝，但是體內如果存有太多的氧或活性氧，同樣也非身體之福，尤其是活性氧，更可能招來可怕的疾病。

活性氧原屬於身體的防衛系統，可以有效的為我們驅逐入侵的細菌，可是如果活性氧過多或過於活躍，則可能反其道而行，反過來攻擊人體的正常細胞，造成身體不可彌補的傷害。

理想的水溶氧量

氧對於我們的身體是如此的重要，過猶不及都會造成身體傷害，因此選擇適當的氧以及關注體內氧的作用，就成為人體保健的重要課題。除了空氣之外，我們的食物和飲用水，都可能影響到體內氧的作用，所以在選擇飲用水時，水的溶氧量也是好水的觀測條件之一。

◎POINT…

溶氧量並不等於含氧量。溶氧量是指單位量中的水中氧濃度而言。根據美、日等國水專家長期研究所得，溶氧量在七點零至七點五mg/L，才稱得上是適合生命需要的好水。

水的表面張力

水中分子團所包含的水分子數目會影響水的表面張力、滲透能力和利用效率，而現代科技已經可以檢驗及改變水分子團的大小。

以NMR研究水，可以科學微觀角度解析水的分子狀態，有助於對水的瞭解。一般水質檢測和化學分析所無法分辨的變化，以NMR觀察常可明顯分析觀測，例如，影響水質至為重要的水分子團的分子數目。

當水中的氫、氧離子受到正、負電荷的極性作用時，在一定的範圍內都會產生一股相互拉扯的力量。在水的內部，分子間受到來自四面八方的力量拉扯，彼此間的受力可以相互抵消，但是在水的表面部分，只有受到四面及下方的力量，卻少了上頭的力量來拉它。這樣的力量，將它的表面不斷的往內部拉緊，使得它的表面積也因此縮到了最小的範圍。因為這個力量可視為是水分子抵抗表面擴張的一個力量，因此水的表面張力也可以說是表面抵抗擴張的一股力量。

◎POINT…

當水分子團結構變大時，分子的內聚力會變大，這時候水的表面張力也相對變大，也就是每一個分子團外側的表面積相對也變得較大，換句話說，水分子是呈現一個比較穩定的狀態；反之，小分子團的分子結構，其表面張力也相對變小，水分子呈現活潑、不穩定的狀態。因此，水的表面張力大小，同時也意味著水分子團結構的大小。

●低表面張力水有益健康

如果以水的表面張力大小來檢測飲用水的水質時，可以發現，表面張力除了和分子團大小有關外，表面張力越大，水中氫離子也越濃，水的酸鹼值也越小，也就是水質越呈酸性。相對的，分子團越小的水質，不但表面張力較小，其氫氧離子濃度較高，酸鹼值也較大，也就是水質會呈現鹼性。從這樣一個關聯性來看，不難發現水的表面張力大小，和人體的健康也有著密不可分的關係。

計量表面張力大小的單位是「達因」（dyn／cm），一達因相當於一公克的物體前進一公分時所需要的力量。一般自來水的表面張力大致在七十三至七十五達因之間，而長壽村的天然活水，其表面張力為六十八達因以下。因此，好的飲水製材，其所製作出來的好水，其表面張力應該以不超過七十達因為其理想值。

低表面張力水的好處

根據實驗證明，表面張力越大的水分子，黏著度高，滲透力較低，溶解力也差；意思就是說，體內進行代謝時，作為載體的水，較不容易穿透細胞膜，對於體內養分和代謝物的交換，功能較為有限；而小分子團的水，穿透細胞膜較容易，對於人體吸收、代謝，幫助較大，這也就是為什麼喝小分子團的好水時，比較容易產生尿意的原因。

日本科學界近來更證實，低表面張力的好水對於排除人體體內的毒素相當有幫助。因為對人體有害的毒素，多為脂溶性，容易積存在人體的脂肪內，例如，戴奧辛和會干擾內分泌運作的環境荷爾蒙等。經常飲用低表面張力的好水，可以加速體內的代謝，可以幫助毒素從脂肪中排出。另外，好水的溶解力和乳化力，也可以協助分解血管內過氧化脂質的膽固醇，幫助血壓恢復正常。

水的氧化與還原電位

計算「氧化還原」電位大小的單位是毫伏特（mV）。當物質越容易造成「氧化」現象時，其所含的「氧化還原電位」值越高；如果電位值偏低，則表示該物質容易釋出電子，容易讓接觸的物質還原。「氧化還原」現象必須在一個合理的標準內進行，才能有利於生命體，一味地追逐「氧化」或「還原」都是不恰當的。

「氧」是生命體存在不可或缺的物質，但因為它的氧化還原電位相當高，為八百二十毫伏特，因此過多的氧很容易發生「過氧化現象」，造成許多致病因子的形成。尤其是原屬於身體防禦尖兵的「活性氧」，一旦過於活躍，不但無法勝任本身防禦的任務，更可能直接威脅到我們的健康，包括許多致命性的疾病，諸如癌症、動脈硬化、糖尿病、老化等。

怎樣才能讓身體的氧化減緩，日本的養生專家船井幸雄提出了一項建議：要抗老化，就必須要多攝取偏負電位、成還原性的食物和飲水。日本的飲水專家經過多次實驗更證明，水中的氧化還原電位值在-100mV至+100mV之間的飲用水，最符合人體健康需要。水中的氧化還原電位如果低於-100mV，對人體的生化反應會形成阻礙，因此不適合人體吸收、運用。而以台灣目前的自來水質來看，其氧化還原電位都在+300mV以上，是標準的「氧化水」，根本不適宜飲用。

我們既然知道「氧化」的形成原因，那治標又治本的方式，當然就是遠離帶給我們快速老化的食物和飲水。水因為進出身體最為快速，人體對水的需求量也最大，水可以說是最容易調節身體體質的物質，因此選擇好水非常重要，尤其是選擇水質偏鹼、氧化還原電位趨於-100mV至+100mV之間的健康好水。

水帶有信息波

被譽為同類療法（Homeopathy，也被譯為順勢療法）之父的漢那曼（Samuel Hahnemann，一七五五至一八四三），早在一七九六年就提醒我們，水本身可以攜帶信息，而這些信息會影響我們的健康。

擔任世界研究基金會（World Research Foundation）顧問的物理學家盧威格（Wolfgang Ludwig）進一步研究證明，水不但有記憶，能儲存信息，而且可以藉由特定的波長、頻率，將信息傳遞出去。雖然水中的細菌可以用化學方法去除，卻能保留原有電磁場的波長與頻率。因此，水一旦受到重金屬污染，即使經過淨化處理，它原先含有的振動信息仍被保留。

巴黎大學附設的法國國家健康醫學研究所專家班尼斯特（Jacqes Beneniste）和加拿大多倫多大學的川那（Lynn Trainer）的實驗，也都證實水能保留信息，而這些受到污染的信息，確實會影響人類的健康。格蘭德（Johann Grander）就指出，消除惡信息是恢復水原有能量的關鍵所在。方法是藉由改變水中電磁場的振幅和方向，讓水從大分子團變成小分子團，減少其黏著性，亦即透過內爆炸（Implosion）改變水的分子結構，消除其中的惡性信息。

水、信息與水的冰結晶

在歐洲流行百餘年的「同類療法」以及晚近受歡迎的「花精療法」，其有效製劑就是帶有各種藥物或者花的信息能量的水，即已證實了水能攜帶信息。

日本學者江本勝所著《來自水的信息》，就是以水的結晶狀態，來說明水會接受音樂、文字、意識、情緒等信息，而能呈現差異相當明顯的結晶體。代表不同水質的自來水、泉水、湖水、雨水等，也都顯示不同程度的結晶能力，水質好的水結晶較完美。江本勝緣此多年研究水的心得而提出：「水的冰結晶是單一最能顯示水質的評估方法。」

台灣研究水、能量與信息關係的專家崔玖醫師、陳國鎮教授及蘇永安博士的臨床經驗和研究結果，都充分肯定水有攜帶信息的能力。體內和細胞內最主要的成分就是水，約占百分之七十。因此，水所攜帶的能量與信息自然會影響一個人或者動物的身心狀態。人的起心動念或情緒變化，都可能給體內、體外的水正面或負面信息，因而間接或直接影響人體的健康。

水分子的分子結構為H_2O，是兩個氫原子和一個氧原子結合，氫原子核的結合角度為一百零四點五度，當水分子被激發（excitation），會出現一百零九點五度的結合角，即使在液態，也可能呈現六角形或八角形類似結晶的分子組合。一般的水並非純粹的水，其分子間的關係十分微妙複雜，可以出現各種組合構造，也具有很多奇妙的特性。

水能孕育生命和滋養身體，因此應具備能夠滿足人體生理需求的良好條件，然而，並非潔淨無菌就符合動植物的需要。健康好水必須具有可以檢驗認證有利健康的條件，最好在自然界曾經存在，而且經過許多人長期飲用，證實確實有祛病延年功效。

以核磁共振研究水的松下和弘認為，健康好水應類似母親的羊水或有古代海水的礦物質。所以，看似簡單的水，研究起來才知道學問非常大。如果人們能夠重視水、珍惜水，加以深度研究，一定能夠改善水源，維護動植物的健康，甚至研發出新的用途，可以利益眾生。

同類療法與波動信息之推廣應用

在歐洲，流行百年的同類療法藥物常以搖晃法稀釋至五萬倍，甚至十萬倍，此時試劑中藥物的質量已看不見了，由於藥物的波動能信息傳送到水中，如水般的試劑，就具備了該藥物的治病療效。

目前全世界都能接受中國草藥保健治療的功能，繼續推廣下去，勢必供不應求。為了栽種這麼多的草藥，會造成糧食減產及地球資源的耗費。如果能夠利用同類療法的原理和技術，以高度稀釋法來製造試劑，將可節省大量的材料和地力，利益眾生。

諾貝爾化學獎頒給「水通道」的發現者

生命之水的化學、物理、生理的諸多特質，都值得科學界菁英們做深入的研究與探討。近代的一項重大發現為「細胞水通道」的研究。

二〇〇三年十月八日，瑞典皇家科學院宣布美國科學家彼得・阿格雷（Peter Algre）及羅德瑞克・麥金農（Rederick Mackinnon）兩人，共同獲得諾貝爾化學獎，分別表揚他們發現「細胞水通道」以及「細胞離子通道」。

二十世紀五〇年代中期，科學家發現，細胞膜中存在某種通道，只允許水分子出入，大家叫它作「水通道」。到了二十世紀八〇年代中期，彼得・阿格雷透過不同的細胞膜蛋白的研究實驗，終於發現一種稱為水通道蛋白的細胞膜蛋白，就是人們尋找已久的「水通道」。二〇〇〇年，阿格雷和他的團隊一起公布了世界第一部高清晰且立體、只允許水分子經過的水通道蛋白影片。此一發現，說明了每天所需的健康飲用水，為什麼需要個頭小的「小分子團活水」，以及水中離子態礦物質的必要性了。

珍惜水源是二十一世紀人類努力的方向

當地球生病了，水污染了，人類和各種動物怎能健康？許多地區由於缺乏淨水的裝置，飲用污染的水，依靠腸胃和腎臟淨化過濾，再靠肝臟來解毒，這些重要身體器官到底能夠維持多久？

世界自然基金會（WWF）於二〇〇三年五月公布：全球人類可用水已消失一半，至二〇二五年將消失四分之三，也就是每人可用水又減少了三分之一。亞洲河川污染為全世界最嚴重地區，細菌含量是其他地區的三倍，含鉛量是二十倍，我們怎能繼續容忍生命之水被如此污染浪費？

長期以來，人類並未給予水該有的重視，即使研究和製造食品的人，也常忽略食品的主要成分——水的品質。該是重視水的時候了，再污染下去，所有的生靈都將受害、禍延子孫。為了動植物的健康以及地球的生機，本世紀人類的主要工作之一就是要瞭解水、珍惜水、改善水源，知道如何善待水和善用水。

附錄

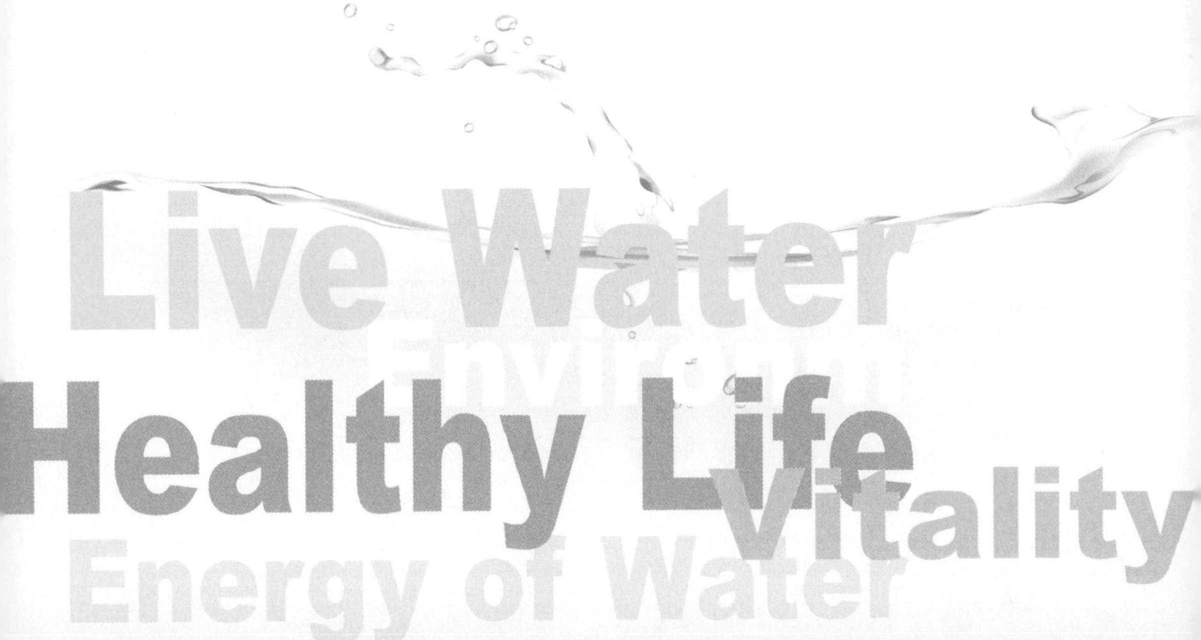

有關水的重要資訊

Q：何謂水的pH值？（我國自來水法規許可值為pH六點五至八點五）

A：pH值是指水中的酸鹼度。水中的酸鹼度分為一至十四級，七為中性；比七越大鹼度越高，比七越小酸性越強。

Q：何謂水的TDS值？（我國自來水法規許可值約二百ppm以下，但依地區不同有不同規定）

A：TDS是指水中固體的總溶解量。一般作為水質軟硬、濁度、濃度的參考值，除非純水（酸性）狀態。否則任何物質均有溶解質，故在TDS的檢測下，均有數值顯示。市面上常有以TDS來標榜水質的好壞，只要水中存有任何物質，就會被判定不能喝，這是對飲水矯枉過正的誤導。

Q：何謂水中溶氧？（我國自來水法規許可值約為六點五至八點五mg/L）

A：水中溶氧正常大約在六至九mg/L左右，且維持在一個固定的模式狀態。坊間聲稱高氧活水，大多以加注空氣或氧氣增高水中氧氣含量，因水中溶氧為一個固定溶氧的模式狀態，以人為外力的作法，只能短暫增加但不可能超過標準。對於真正的高氧，讀者可以試試汽水，就可感受高氧的威力；但汽水擺久便會沒氣，這正好證明所謂的超氧活水的溶氧，也會因受到大氣壓力影響而降低的事實。

Q：何謂水中餘氯？（我國自來水法規許可值為零點二mg/L）

A：自來水加氯是「因水中生菌問題所不得不使用的方法，但因加熱易產生三鹵甲烷（致癌物），易衍生飲用安全上的問題」。自然界的水中並不含氯，但在自來水廠，因為避免輸送水時所造成的細菌污染，需以氯氣加入水中來達到殺菌的效果，所以在自來水中大多都含有氯的成分。一般而言，自來水管出口其含量約從零點一mg/L至一點零mg/L不等，大部分約在零點五mg/L左右，而因為加氯的關係，所以水中才會有消毒水的味道。

Q：何謂軟、硬水（石灰質）？（我國自來水法規許可範圍總硬度$CaCO_3$計四百mg/L，總固體溶解量六百mg/L）

A：通常視水中鈣、鎂含量多寡來判定其硬度（如中南部及東部地區的水因硬度高而有澀味，硬度越低則水的味道越淡而無味）。

Q：何謂重金屬？

A：重金屬（Heavy metals）指原子量超過鈣（40）以上之金屬，累積在生物體內會造成傷害，如銅、汞……這些毒性化學物質在直接或間接暴露下，經口、鼻或皮膚進入人體，或經食物鏈（Food

水硬度表		
ppm	mg/L	硬度
0～70	0～70	非常軟
70～150	70～150	軟
150～250	150～250	微軟
250～320	250～320	中度硬
320～420	320～420	硬
420以上	420以上	非常硬

Chain）累積於人體中，而引起疾病，導致無法完全恢復之健康損害。

Q：何謂逆滲透純水（過濾法）、蒸餾水（蒸餾法）？

A：逆滲透法是由美國科學家SORIRAJIN所發明，最初用於海水淡化系統。他在無意中發現海鷗在海上飛行時，能直接啜飲海水而感到不解，後由解剖研究中發現，海鷗體內有一層薄膜，能利用壓力將海水擠入體內而變成淡水吸收，剩餘吐出的則是更濃的海水。

RO逆滲透膜是由三醋酸纖維（Cellulose Triacetate）所製成孔徑0.0005微米，約1/20,000,000公分。RO逆滲透膜分為CTA

積存於人體中且不易排泄出體外的有害金屬	
品名	對人體之傷害
水銀 Hg	神經障礙、皮膚病變、語言障礙。
鉛 Pb	破壞紅血球、痲痺、腎臟障礙。
鉻 Cr	尿毒症、下痢、嘔吐、腸炎。
鎘 Cd	嘔吐、頭暈、頭痛。
銅 Cu	下痢、嘔吐、胃痛。
錳 Mn	語言障礙、神經障礙、無力。
鋅 Zn	皮膚病變、脫髮。
鐵 Fe	刺激黏膜

及TFC，分別用於自來水及地下水，前者怕細菌，後者怕氯；兩者於攝氏四十二度以上及攝氏四度以下時，RO逆滲透膜會破損。逆滲透純水完全不含任何礦物質，長期飲用對人體會造成養分供應失衡的危險。

Q：何謂電解水（鹼性離子水）？

A：在正常情況下，水電解之後，在陰極會產生氫氣，陽極會產生氧氣；於此過程中，水中游離的氫離子與氫氧離子，可以自然交換進行中和作用，水的酸鹼值仍保持中性。而坊間所謂的電解水，則是在水電解時，使用隔膜或鹽橋，刻意阻止離子進行交換，使水的酸鹼值改變，同時也造成氧化還原電位變化、解離常數變化，如此即產生了所謂的酸性水與鹼性水。

水電解後顏色代表的意義（僅供參考）：

- 暗橙色—水中含氧化鐵：水鐵質、水管……
- 墨綠色—（重）金屬氧化物：汞、銅、鉛、鈣、鎂……
- 白色—有機物：動植物死亡腐化及排泄形成的膠質、細菌……
- 淡藍色—有機磷：洗衣粉、肥料農藥……

●淡橙色—（重）金屬離子沉澱

Q：何謂臭氧？

A：為一游離氧以細胞酵素溶解的方式，破壞細胞膜而達其效果。濃度太高散布空氣中，易造成吸入傷害。

飲用水水質檢驗說明

飲用水水質檢驗（The examination of drinking water）包括自來水、地面水體、地下水體及其他飲用水之水質檢驗，分下列標準：

1. 細菌性標準：如大腸桿菌群、總菌落數。
2. 物理性標準：如臭度、濁度、色度。
3. 化學性標準：如影響健康物質、可能影響健康物質、影響適飲性物質、有效餘氯、pH值等。

分別檢驗各類物質之含量，以瞭解飲用水之水質狀況。

名詞	說明
大腸桿菌（OLIFORM）	水中出現大腸桿菌時，表示可能會有其他致病菌同時出現。
總菌落數（TPC）	為評估消毒效率的要項。
氫離子濃度指數（pH值）	pH值為氫離子濃度之一種表示方式，許多酸性或鹼性食物攝入體內，對健康並無影響，通常在相當極端之pH值時方會危害人體。
總硬（HARDNESS）（以$CaCO_3$計）	水中之硬度乃源於溶解多價之金屬離子（以$CaCO_3$為單位），主要包括鈣、鎂離子，其餘如Sr^{2+}、Fe^{2+}、Mn^{2+}均屬之。水中總硬度太低，可能加速管線腐蝕作用，而太高時（超過200mg/L），可能在加熱過程中形成鍋垢或水垢。
亞硝酸鹽（NO_2-N）（以氮計）	過量之亞硝酸鹽被認為在體內可能轉變為具致癌性之亞硝胺，美國環保署將其列為D類。
硝酸鹽氮（NO_3-N）（以氮計）	因進入人體後有部分會轉變為亞硝酸鹽，因而對人體造成危害。

總固體溶解量（TDS）	總溶解固體量為多種物質之總稱，主要包括碳酸氫根離子、氯鹽、硫酸鹽、鈣、鎂、鈉、鉀等無機鹽及少量可溶性之有機物質。
總三鹵甲烷（TTHM）	主要致癌性方面最常發生的是膀胱癌。
導電度（EC）	物質傳導電流的能力。在水溶液中，導電度與總固體溶解量成正比。
鈣（Ca）	正常維持生理機能之基礎（鈣：0.7～2.0公克）。
鎂（Mg）	正常維持生理機能之基礎（鎂：3.6～4.2毫克）。
溶氧（DO）	指溶解於水中的氧含量。
鈉（Na）	一般礦物元素。
鉀（K）	一般礦物元素。

資料來源：環保署《安全飲用水手冊》；哈納儀器（1996）；環保署網站；SGS。

為《喝能量活水最健康》跋

鍾 傑博士
榮總傳統醫學中心創立主任
中華民國能量醫學學會創會會長

「日光、空氣、水」是生命中不可或缺的三要素。是上天對生命恩賜的無價禮物，連求都不需要求，老天就在賜予你生命的那一日開始，隨時隨刻為你準備好了放在那裡任你享用，彷彿取之不盡、用之不竭；其方便的程度，已經到了讓你感覺不到它的存在的地步。我們享用它似乎是理所當然，甚至忽略了對它應有的珍惜與尊敬，更輕視了它對我們的愛護與關懷；正有如慈母之對子女，不管子女對她有多麼的忤逆，她始終無怨無尤，關愛不渝。

人們對水的認識尚屬太少，又何嘗談得上瞭解；大家耳熟能詳的僅及它是生命之母，流水不腐，水中生物賴以為生，陸地生物賴以灌溉，氣候溫度賴其調節，血液、營養賴其輸送，代謝步驟賴其完成的層面。豈不見水乃是維持生命最重要的營養素，而營養學教科書中對它的描述卻是寥寥數頁而已。營養學研究的重點，幾乎都放在那些得來比較不易，要花上一些代價、努力才能獲得的營養素上，水只是微不足道的配角而已。

事實上，水才是營養學的主角，伊朗伯門漢里醫師（F.Batmanghelidj, M.D）在柯梅尼時期被判處死刑，而在藥物短缺的牢中，無意間以兩杯水在八分鐘內解除了囚友嚴重的腹痛，啟發了他在水與人體健康關係研究的新領域，也拯救了他自己的性命；出獄後遷居美國東部，成立「簡易醫藥基金會」繼續水的研究，並發表水在預防及治療疾病上的心得，為水的保健醫療功能加上註腳。

深一層的瞭解水的特殊結構，會更明白它的特質，兩個氫離子間形成的一百零五度偶角，造成了它的三極性，每個水分子都是一個小磁鐵，讓生物具有磁性。這磁性解釋了水的記憶功能，以及水的助力本質；水能在第一時間掌握變化，並傳遞訊息及波動特質，水不僅瞬息萬變，而且還會隨環境的訊息變化不斷更新，所有生長中的生物（包括人）之所以能夠生存，都靠體內之水所產生的能量；水也是身體能量和滲透壓平衡的中央調節器，肥胖、老化也正是人體脫水的過程表現。因而，水也就成了能量醫學探索研究的重心，順勢療法、尿療法、信息療法、禱告療法、特殊能量水的治療，以至於靈療等等，無一不是基於水的特質來發揮。

水有萬用溶媒的特質，不論好的壞的物質，哪種元素都能溶入，好的壞的信息都會被記憶，並透過水的媒介特性進出人體與外界溝通，直接、間接在生物體內循環，利用和影響生命的本質，因而環境的條件、廢水的處理就直接影響了水質的良莠。

營養學家楊乃彥博士新著《喝能量活水最健康》對水作了實用性的介紹，最後又從台灣水質狀況改善的問題，廣泛地描述出水的全貌；要健康、要長壽、要防老，都得要由簡單而又天然的水著手，才是正確而有效的途徑。

國家圖書館出版品預行編目資料

喝能量活水最健康 / 楊乃彥著. -- 初版. --
臺北縣板橋市：養沛文化館, 2010.04
面； 公分. -- (養身健康觀 ; 15)
ISBN 978-986-6247-01-9(平裝)
1. 水 2. 能量3.健康法

411.41 99004835

養身健康觀 15

正確喝出好水的能量

作 者 / 楊乃彥
發 行 人 / 詹慶和
總 編 輯 / 蔡麗玲
副總編輯 / 劉信宏
編 輯 / 方嘉鈴 謝美玲
行銷企劃 / 許伯藝
封面設計 / 陳麗娜
美術編輯 / 陳麗娜
出 版 者 / 養沛文化館
發 行 者 / 雅書堂文化事業有限公司
郵政劃撥帳號 / 18225950
戶 名 / 雅書堂文化事業有限公司
地 址 / 台北縣板橋市板新路206號3樓
電子信箱 / elegant.books@msa.hinet.net
電 話 / (02)8952-4078
傳 真 / (02)8952-4084

2010年4月初版一刷 定價250元

總經銷 / 朝日文化事業有限公司
進退貨地址 / 台北縣中和市橋安街15巷1樓7樓
電話 / （02）2249-7714 傳真 / （02）2249-8715
星馬地區總代理：諾文文化事業私人有限公司
新加坡 / Novum Organum Publishing House (Pte) Ltd.
20 Old Toh Tuck Road, Singapore 597655.
TEL：65-6462-6141 FAX：65-6469-4043
馬來西亞 / Novum Organum Publishing House (M) Sdn. Bhd.
No. 8, Jalan 7/118B, Desa Tun Razak, 56000 Kuala Lumpur, Malaysia
TEL：603-9179-6333 FAX：603-9179-6060

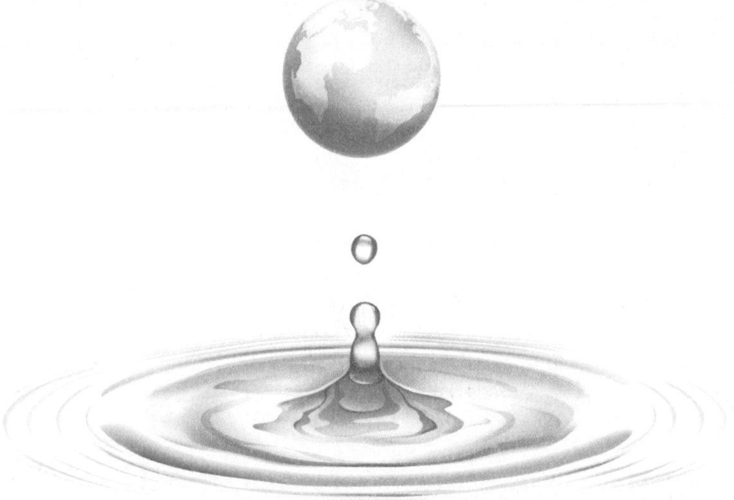

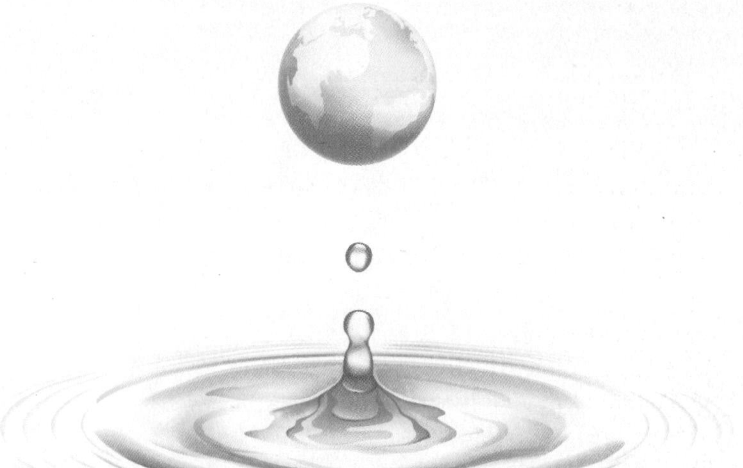